D1720089

SCHMERZTHERAPIE MIT AKUPUNKTUR

D. v. d. Laage · C. May · W. Tolksdorf

ISBN 3-927971-01-4

Herstellung: SÜSS-DRUCK, 6336 Solms

SCHMERZTHERAPIE MIT AKUPUNKTUR

D. v. d. Laage · C. May · W. Tolksdorf

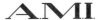

Akupunktur Medizin Information, 6300 Gießen

INHALTSVERZEICHNIS

Vorwort 7

Einleitung 9

Geschichte der Akupunktur 10

Naturwissenschaftliche Erkenntnisse und
physiologische Grundlagen der Akupunktur 12

Philosophische Grundlagen 16

Meridiantheorie 18

Darstellung der Meridianverläufe 19

Praktische Durchführung 20

Punktlokalisation 23

Punkteauswahl 24

Indikationen zur Akupunkturbehandlung in der Schmerztherapie 25

Kontraindikationen 26

Komplikationsmöglichkeiten 27

Therapievorschläge für folgende Indikationen:

    Frontaler Kopfschmerz 28
    Temporaler Kopfschmerz 30
    Parietaler Kopfschmerz 32
    Occipitaler Kopfschmerz 34
    Diffuser Kopfschmerz 36
    Gesichtsschmerz 1. Trigeminusast 38
    Gesichtsschmerz 2. Trigeminusast 40
    Gesichtsschmerz 3. Trigeminusast 42
    Nackenschmerz medial 44
    Nackenschmerz lateral 46
    Diffuser Schulterschmerz 48
    Schulterschmerz vorne 50
    Schulterschmerz hinten 52
    Ellenbogenschmerz ulnar 54
    Ellenbogenschmerz radial 56
    Handgelenksschmerz ulnar 58
    Handgelenksschmerz radial 60
    Diffuser Kreuzschmerz 62
    Lumboischialgie medial 64
    Lumboischialgie lateral 66
    Coxalgie 68
    Knieschmerz medial 70
    Knieschmerz lateral 72
    Sprunggelenksschmerz innen 74
    Sprunggelenksschmerz außen 76
    Thoraxschmerzen 78
    Oberbauchschmerzen 80
    Diffuse abdominelle Schmerzen 82
    Dysmenorrhoe 84
    Tumorschmerzen 86

Literaturverzeichnis 87

VORWORT

Als Mitte der siebziger Jahre die klassischen Aufgaben der Anästhesie um die Therapie chronischer Schmerzzustände ergänzt und erweitert wurden, fiel dieser Zeitraum zusammen mit einer Renaissance der chinesischen Akupunkturanalgesie zu Operationszwecken. An einzelnen Universitätskliniken entstanden Schmerzambulanzen, die neben den anästhesiologischen Methoden der Regionalanästhesie und medikamentösen Schmerztherapie auch die Akupunktur verwendeten. Die Akupunkturanalgesie als Anästhesieverfahren für operative Eingriffe wurde sehr bald aufgrund ihres großen Aufwandes bei geringer Effizienz verlassen. Die Akupunktur zur Behandlung akuter, vor allem aber chronischer Schmerzzustände, hat hingegen an Bedeutung gewonnen. Aus einer Außenseitermethode ist ein anerkanntes Therapieverfahren geworden.

Jeder von uns hat trotz unterschiedlicher Interessensschwerpunkte zu diesem Verfahren gefunden. Das gemeinsame Ziel, die erfolgreiche Behandlung eines schmerzkranken Patienten, hat es uns ermöglicht, zu einem gemeinsamen Konzept zu kommen. Unseren Schwerpunkten entsprechend haben wir dieses Buch geschrieben, vor allem aufgrund eines Mangels an übersichtlicher, gestrafft informierender und zugleich konkrete Anleitungen gebender Literatur. Wir geben zunächst einen kurzen Überblick über die geschichtlichen, philosophischen sowie die naturwissenschaftlichen Grundlagen der Akupunktur. Im weitaus umfangreicheren Teil wird die Praxis der Akupunktur mit exakter Angabe der Nah- und Fern- sowie ergänzender Punkte in Abhängigkeit von der Schmerzlokalisation mit Abbildungen dargestellt. Die Angaben sind das Resultat vieljähriger erfolgreicher Schmerzbehandlungen mit Akupunktur an den Schmerzambulanzen in Aachen und Mannheim. Sie sollen dem Schmerztherapeuten eine Hilfestellung für die tägliche Praxis geben.

Das Buch ersetzt nicht die tiefergehende Beschäftigung mit den historischen, philosophischen und naturwissenschaftlichen Aspekten der Akupunktur. Es soll dem Anfänger und weniger Erfahrenen den Zugang zu dieser Methode öffnen, Einblicke in die Vielschichtigkeit dieser alten Therapieform im Licht unterschiedlicher ärztlicher Denkansätze geben und ihm, vor allem im klinischen Alltag, die Auswahl der Akupunkturpunkte in Abhängigkeit vom Schmerz erleichtern.

Aachen, im Juli 1991

Werner Tolksdorf
Dorothea von der Laage
Claudia May

EINLEITUNG

Die Akupunktur hat sich im Laufe der letzten Jahre zu einer anerkannten und routinemäßig eingesetzten Form der Schmerztherapie entwickelt. Immer mehr wissenschaftliche Untersuchungen arbeiten an der Aufklärung ihres Wirkmechanismus und tragen damit erheblich zur Entmystifizierung und leichteren Akzeptanz dieses erprobten Verfahrens bei.

Die analgetische Wirkung der Akupunktur ist mittlerweile unumstritten und gut belegt. Der große Vorteil der Nadeltherapie liegt in der einfachen und risikoarmen Anwendung sowie ihrer Wirksamkeit bei einigen sonst therapieresistenten Schmerzzuständen. Viele Patienten mit chronischen Schmerzen (z.B. Cephalgien) betreiben einen nicht unerheblichen Medikamentenabusus und setzen sich der Gefahr der Suchtentwicklung und der Organschädigung aus. Andererseits hat sich auch das Bewußtsein vieler Patienten dahingehend geändert, daß sie bereit sind, auf das obligatorische Rezept zu verzichten und häufig selbst nach alternativen Methoden zu suchen.

So scheint es uns gerechtfertigt und notwendig, zur Verbreitung der Akupunktur als einer einfachen und doch sehr effektiven Methode in der Behandlung chronischer Schmerzen beizutragen.

GESCHICHTE DER AKUPUNKTUR

Die Akupunktur ist eine der ältesten und traditionsreichsten Heilmethoden, welche über Jahrhunderte erprobt und von Generation zu Generation weitergegeben wurde.

Der Beginn der Akupunktur in China liegt vermutlich im 2. Jahrtausend v. Chr.. Das grundlegende Werk über die traditionelle chinesische Medizin trägt den Titel HUANG DI NEI JING (um 200 v. Chr.), das „Lehrbuch des gelben Kaisers", der bereits ca. 2600 Jahre v. Chr. regiert haben soll. Das älteste überlieferte Werk über das „Nadelstechen" wird Huang Fu Mi zugeschrieben und soll im 3. Jahrhundert n. Chr. verfaßt worden sein.

Den Weg von Asien nach Europa fand die Akupunktur erst im 17. Jahrhundert, also vor ca. 300 Jahren. Sie ist vermutlich über Japan in den Westen gelangt. Ein holländischer Arzt namens de Bondt, der damals in der Handelsstadt Batavia lebte, fand diese, für ihn fremde, fernöstliche Heilmethode interessant genug, um auch Europa mit der Akupunktur bekannt zu machen (1658). Zumindest stammen erste Hinweise aus seiner Feder. Eine ausführliche Beschreibung dieser Behandlungsweise veröffentlichte Ten Rhyne (1683).

Im 18. Jahrhundert wurde die Akupunktur wenig beachtet und angewendet, sondern wurde nur hin und wieder wegen ihrer Kuriosität erwähnt. Die erste Anwendung der Akupunktur als Behandlungsmethode in Europa wurde aus Frankreich von Louis Berlioz, dem Vater von Hektor Berlioz, 1816 beschrieben. 1821 verfaßte ein Engländer namens Churchill einen ausführlichen Bericht über die Akupunkturanwendung.

1824 schließlich wurde die chinesische Nadeltherapie auch in Deutschland von H.S. von Michaelis, dem späteren Leibarzt des preußischen Königs, angewendet. Allerdings wurde dieser Therapieform auch in den folgenden hundert Jahren im deutschsprachigen Raum wenig Beachtung geschenkt.

Ein entscheidendes Ereignis stellte 1950 der 4. Internationale Kongreß für Akupunktur in Paris dar. Dort lernte der deutsche Arzt Heribert Schmidt den Präsidenten der Internationalen Akupunkturgesellschaft Roger de la Fuye kennen. Er und Gerhard Bachmann studierten bei de la Fuye die fernöstliche Heilmethode mittels Akupunktur. Diese Pioniere der Akupunktur in Deutschland gründeten 1951 eine „Deutsche Gesellschaft für Akupunktur". In den folgenden ca. 20 Jahren mögen es wenige hundert Ärzte und eine unbekannte Zahl von Heilpraktikern gewesen sein, die die Akupunktur regelmäßig ausübten.

1971 öffneten sich die Tore Chinas zum Westen. Die USA nahmen mit China diplomatische Gespräche auf. Das Heer der Reporter, das 1972 den amerikanischen Präsidenten Nixon nach China begleitete, brachte sensationelle Berichte über Akupunkturanalgesie bei Operationen mit. Diese Darstellungen entfachten das Interesse der westlichen Welt, so daß in der Folgezeit vielerorts, auch in Europa, Operationen in Akupunkturanalgesie durchgeführt wurden. Dieses Einsatzgebiet für Akupunktur wurde größtenteils wieder verlassen. Die analgetische Wirkung der Akupunktur ist für die Mehrzahl der operativen Eingriffe nicht ausreichend. Sie muß mit anderen Anästhesieverfahren kombiniert werden und erfordert letztlich einen höheren Aufwand. Es stehen heute sehr gute und auch schonende Anästhesieverfahren zur Verfügung, die die Anwendung der aufwendigen Akupunkturanästhesie überflüssig machen. Bei der Behandlung funktioneller Störungen und speziell zur Behandlung chronischer Schmerzen hat sich die Akupunkturmethode allerdings zu Recht seit Jahren etabliert.

Auch in China wurde der Akupunktur im Laufe der Jahrhunderte, entsprechend dem politischen Wandel, unterschiedliche Bedeutung beigemessen. Nach dem Opiumkrieg 1840 wurde sie stark in den Hintergrund gedrängt. Unter Mao Tse Tung besann man sich in China nach 1948 wieder zunehmend auf das alte traditionsreiche Gedankengut und räumte neben der modernen westlichen Medizin auch der traditionellen chinesischen Medizin, zu welcher die Akupunktur als ein Hauptbestandteil gehört, einen wichtigen Platz ein. So schließen sich westliche und östliche Medizin heute nicht mehr aus, sondern ergänzen sich sinnvoll und erfolgreich.

NATURWISSENSCHAFTLICHE ERKENNTNISSE UND PHYSIOLOGISCHE GRUNDLAGEN DER AKUPUNKTUR

Bis heute sind die anatomischen und physiologischen Wirkungsmechanismen der Akupunktur nicht in allen Einzelheiten bekannt. Es kann jedoch davon ausgegangen werden, daß eine Reizung (mechanisch, thermisch, elektrisch) des peripheren Nervensystems durch Einstechen von Nadeln in die Haut und eventuell auch in darunterliegende Gewebe mit nachfolgender afferenter Reizübermittlung an das Zentralnervensystem die Voraussetzung für die Wirkung darstellt. Wird beispielsweise ein Lokalanästhetikum in die Akupunkturpunkte vor der Durchführung der Akupunktur injiziert, so wird die analgetische Wirkung verhindert.

Der Akupunkturpunkt ist zwar in der einschlägigen Literatur relativ präzise definiert, doch weist eine Vielzahl von Studien darauf hin, daß es sich häufig nicht um einen Punkt im eigentlichen Sinne, sondern um ein mehr oder weniger großes Areal handelt, in dessem Bereich stimuliert werden muß. Zum anderen existieren Punkte oder Areale, deren Stimulation schmerzlindernd wirkt, die aber nicht als Akupunkturpunkte ausgewiesen sind. Es kann also davon ausgegangen werden, daß es sich bei dem Akupunkturpunkt um ein Areal handelt und daß neben den bisher beschriebenen Akupunkturpunkten noch andere Areale existieren, über deren Stimulation eine analgetische Wirkung erzeugt werden kann.

Die Anordnung der Akupunkturpunkte auf sogenannten Meridianen soll in diesem weniger geistes-, sondern mehr naturwissenschaftlich orientiertem Kapitel als Hilfskonstruktion betrachtet werden. Auch wenn eindeutige bekannte physiologische schmerzleitende, -hemmende und -modulierende Mechanismen nicht alle Akupunkturwirkungen erklären können, so sollen doch im folgenden anatomische und physiologische Grundlagen der Akupunkturwirkung beschrieben werden.

Es konnte festgestellt werden, daß ungefähr drei Viertel aller sogenannten Triggerpunkte, wie sie von Neuraltherapeuten und anderen in der Schmerztherapie tätigen Ärzten beschrieben werden, mit Akupunkturpunkten identisch sind. Ähnliches gilt für sogenannte Muskelpunkte. Diese liegen über Muskelarealen, in denen die größte Neuronendichte zu finden ist. Neueste Befunde zeigen, daß viele Akupunkturpunkte identisch sind mit Perforationen der oberflächlichen Körperfaszie, durch die Gefäßnervenbündel ziehen.

Die Akupunktur zur Schmerztherapie zeichnet sich durch drei bedeutsame Eigenschaften aus:

1. Die analgetische Wirkung wird durch das Setzen eines punktförmigen, mäßig schmerzhaften transkutanen Reizes hervorgerufen, der zu einem mäßigen bis stärkeren sensorischen Input führt.

2. Der Ort der Reizung ist manchmal vom Schmerzort weit entfernt.

3. Die schmerzhemmende Wirkung der Akupunktur überdauert die Reizdauer (20 – 30 Minuten). Bei chronischen Schmerzen wird nicht selten eine unbegrenzte Linderung erzielt.

Im folgenden wird versucht, diese Wirkungen anhand physiologischer Mechanismen der Schmerzhemmung zu erklären oder zumindest gesicherte Erkenntnisse der Schmerzphysiologie für die Erklärung der Akupunkturwirkung nutzbar zu machen.

ad 1: Die analgetische Wirkung wird durch Setzen eines punktförmigen, mäßig schmerzhaften transkutanen Reizes hervorgerufen, der zu einem mäßigen bis stärkeren sensorischen Input führt.

Ein transkutaner Stimulus kann aufgrund tierexperimentell gesicherter Erkenntnisse im wesentlichen auf zwei Ebenen die körpereigenen schmerzhemmenden Mechanismen stimulieren:

a) auf Rückenmarksebene

b) auf Hirnstammebene.

ad   a): Schmerzhemmende Mechanismen auf Rückenmarksebene

Durch die Stimulation von A-Beta-Afferenzen wird die Schmerzantwort von Hinterhornneuronen auf noxische Reize gehemmt. Diese Hemmung baut sich während einer zwölfminütigen Stimulation langsam auf und überdauert die Stimulationsperiode. Tierexperimentell genügt für diesen Effekt die Stimulation von A-Beta-Fasern. Die Hemmung kann allerdings verstärkt werden, wenn die Stimulation A-Delta-Fasern einschließt, unter denen auch nozizeptive Afferenzen enthalten sind.

Neuere Forschungsergebnisse weisen den sogenannten Wide-Dynamic-Range (WDR)-Neuronen im Hinterhorn des Rückenmarks eine bedeutsame Rolle im Schmerzgeschehen zu. Es wird angenommen, daß diese WDR-Neuronen eine wichtige Rolle bei der normalen Schmerzempfindung spielen. Bisherige Erkenntnisse legen nahe, daß eine Aktivitätssteigerung in WDR-Neuronen eine Steigerung der sensorisch diskriminativen Aspekte der Schmerzwahrnehmung nach sich ziehen. Schmerzhafte Reize, die heterotop in bezug auf den zu behandelnden Schmerz appliziert werden, führen zu einer selektiven oder vollständigen Aktivitätsminderung der WDR-Neuronen und damit zu einer Hemmung der Schmerzwahrnehmung. Dieser Mechanismus wird als „Diffuse Noxious Inhibitory Contros (DNIC)" bezeichnet. DNIC wird als eine der wesentlichen physiologischen Ursachen der Wirkung sogenannter Gegenirritationsverfahren, zu denen die Akupunktur üblicherweise gezählt wird, angesehen. Es muß bedacht werden, daß die Neurotransmission am Hinterhornneuron des Rückenmarks vielen Einflüssen unterliegt. Wir unterscheiden erregende und hemmende Einflüsse, wobei bekannt ist, daß die Substanz P das Hinterhornneuron erregt, ebenso wie z.B. Glutamat, und daß präsynaptisch beide erregende Afferenzen durch Enkephalin und GABA gehemmt werden. Weiterhin wirken Afferenzen mit den Neurotransmittern Somatostatin und Glycin hemmend auf das Hinterhornneuron ein. Im, vom Hirnstamm absteigenden, schmerzhemmenden System, sind als Neurotransmitter Noradrenalin und Serotonin bekannt.

ad   b): Schmerzhemmende Mechanismen auf Hirnstammebene

Die transkutane Stimulation durch Akupunktur soll im Hirnstamm lokalisierte Mechanismen aktivieren, die zu einer absteigenden Hemmung der Schmerzleitung führt. Es wird angenommen, daß die intensive Reizung der Nervfasern, die in Zellen des periaquaeduktalen Graus projizieren, zu einer Aktivierung eines serotoninergen Systems führen, das die Impulsüberleitung nozizeptiver Afferenzen im Hinterhorn des Rückenmarks moduliert. In diesem Zusammenhang scheinen Morphin und Endorphin und ihre Rezeptoren eine wichtige Rolle zu spielen. Dieser, im Zusammenhang mit der Akupunktur, häufig genannte Mechanismus ist zwar didaktisch wirkungsvoll, doch dürften die tatsächlichen Abläufe weitaus komplizierter sein. Eigene klinische Ergebnisse zeigen, daß die Akupunktur bei depressiven Patienten nur eingeschränkt nicht wirksam ist. Da diese Patienten häufig einen Serotoninmangel aufweisen, kann dies als Hinweis darauf gesehen werden, daß ein intaktes serotoninerges System für die Akupunkturwirkung Voraussetzung ist. Vom Hirnstamm gehen schmerzhemmende Bahnen zum Rückenmark.

Es ist leicht vorstellbar, daß vereinfachte physiologische Erklärungsansätze zur Wirkung der Akupunktur letztlich nicht der Komplexität dieser Therapieform gerecht werden können.

ad   2:

Der Ort der Reizung ist manchmal vom Schmerzort weit entfernt.

Die bereits genannten spinalen und supraspinalen schmerzhemmenden Mechanismen können die Schmerzlinderung durch Reizung schmerzferner Punkte ebenfalls erklären. Es ist bekannt, daß Zellen in der Formatio reticularis und im periaquaeduktalen Grau, die auf schmerzhafte Reize reagieren, eine gewisse somatotope Organisation aufweisen, die durch große rezeptive Felder charakterisiert sind. Umgekehrt bewirkt die elektrische Reizung unterschiedlicher periaquaeduktaler Areale Analgesie mit einer ähnlichen somatotopen Organisation. Diese somatotope Organisation läßt zu, daß die Stimulation spezieller Körperoberflächenareale zu einer, vom Hirnstamm ausgehenden Schmerzhemmung führt, die sowohl dasselbe, aber auch weiter entfernte Areale versorgt.

Von Bedeutung ist ebenfalls, daß die Schmerzhemmung sowohl vom Hirnstamm absteigend als auch zum Thalamus und dem Cortex aufsteigend, erfolgt.

ad 3. Die schmerzhemmende Wirkung der Akupunktur überdauert die Reizdauer.

Diese langanhaltende Wirkung ist schwer zu erklären. Unter der Vorstellung, daß Schmerz persistiert, aufgrund einer abnormalen gedächtnisähnlichen neuronalen Aktivität, ist es vorstellbar, daß die Stimulation durch Akupunktur diese Aktivität entweder auf spinaler oder supraspinaler Ebene unterbricht. Durch die Schmerzlinderung bzw. Schmerzfreiheit kommt es zu einer Normalisierung der physischen Aktivitäten des Patienten und damit zur Entwicklung eines normalen sensiblen Inputs, der das Wiederauftreten der genannten abnormalen neuronalen Aktivität verhindert. Möglicherweise trägt die Erhöhung der physischen Aktivitäten auf den genannten Mechanismen wesentlich zu der Langzeitwirkung der Akupunktur bei. Insgesamt muß jedoch festgehalten werden, daß eine eindeutige, plausible Erklärung für die langanhaltende Wirkung der Akupunktur bei nicht wenigen Patienten bislang nicht bekannt ist.

PHILOSOPHISCHE GRUNDLAGEN

Will man die Akupunktur in ihren Gesetzmäßigkeiten und Denkmodellen verstehen lernen, muß man sich mit den philosophischen und medizinischen Grundlagen des Heilens im Alten China vertraut machen. Die Akupunktur ist ein Teil der traditionellen chinesischen Medizin und diese hat ihre Wurzeln in den naturphilosophischen Vorstellungen des Taoismus, welche von Laotse im Tao Te King beschrieben wurden. TAO bedeutet soviel wie Weg, Bahn oder Sinn. Das TAO ist oberstes Ordnungs- und Regulationsprinzip, das allem Sein zugrunde liegt. Der menschliche Körper wird als Ordnungssystem entsprechend den Gesetzmäßigkeiten der Natur betrachtet, wobei der Mensch im Einklang mit und in Abhängigkeit von der Natur lebt.

Eines der Hauptprinzipien der chinesischen Naturphilosophie ist das YIN-YANG-Prinzip. Das Universum wird als ungegliedertes Kontinuum betrachtet, das in die polaren Energien Yin und Yang zerfällt. Alle Gegensatzpaare dieser Welt lassen sich in Yin und Yang einordnen. Beide Komponenten gehören unabdingbar zusammen und ergänzen sich.

BEISPIELE FÜR DIE YIN-YANG-POLARITÄT

YANG	YIN
aktiv	passiv
positiv	negativ
außen	innen
Himmel	Erde
Hitze	Kälte
Sommer	Winter
Tag	Nacht
Sonne	Mond
Bewegung	Ruhe
männlich	weiblich
heiter	traurig

Auch in der Medizin werden Patiententypen und Krankheitsbilder oder Symptome diesem Yin-Yang-Prinzip zugeordnet.

YANG-Zustand	YIN-Zustand
akuter Schmerz	chronischer Schmerz
gerötete Haut	blasse Haut
trockene Haut	feuchte Haut
Bewegungsschmerz	Ruheschmerz
gespannte Muskulatur	schlaffe Muskulatur
Überfunktion	Unterfunktion
Erregung	Depression
Sympathikus	Parasympathikus

Es besteht ein Fließgleichgewicht zwischen Yin und Yang, welches nicht gestört sein darf, weil sonst nach traditionell chinesischer Vorstellung Krankheit entsteht. Sollten die beiden Energiepole auseinanderweichen, tritt nach diesem Krankheitsverständnis der Tod ein. Therapieziel ist also stets die Wiederherstellung der Harmonie zwischen Yin und Yang.

Das Wechselspiel zwischen Yin und Yang läßt nach traditionell chinesischer Lehre Qi (Chi), die Lebensenergie, entstehen. Die Chinesen versuchten im Laufe der Akupunkturgeschichte, entsprechend ihren dürftigen anatomischen und physiologischen Kenntnissen, ihre zahlreichen Erfahrungen und Beobachtungen mit Akupunkturpunkten und deren Wirkung auf bestimmte Erkrankungen in ein Schema zu integrieren. Ihre Vorstellung von der fließenden Lebensenergie ließ so die „Meridiantheorie" entstehen.

MERIDIANTHEORIE

Bei den Meridianen handelt es sich nach heutiger Auffassung um Aufreihungen von Akupunkturpunkten. Im Gegensatz zu den Akupunkturpunkten selbst gibt es für die Meridiane kein anatomisches Korrelat. Es sind didaktisch wertvolle Hilfskonstruktionen und gedachte Verbindungslinien all jener Punkte, die jeweils einem „Organ" zugeordnet sind und nach ihm benannt werden. Wobei der Begriff „Organ" nicht identisch ist mit unserer Organvorstellung, sondern wesentlich weiter gefaßt wird. Er schließt Körperfunktionen und psychische Faktoren ein und beinhaltet als sogenannter Funktionskreis, entsprechend der traditionellen chinesischen Lehre, z.B. auch bestimmte zugehörige Gemütslagen und Wetterabhängigkeiten.

Auch die Meridiane werden der Yin-Yang-Polarität zugeordnet. Es gibt sechs paarige Yin-Meridiane, die an der Ventralseite des Körpers und den Innenseiten der Extremitäten verlaufen, und zwar von unten nach oben (bei erhobenen Armen) und sechs paarige Yang-Meridiane, die zwar auf der Dorsal- und Ventralseite des Rumpfes, aber an den Außenseiten der Extremitäten verlaufen und dies von oben nach unten. Dazu kommt je ein unpaarer Meridian auf der ventralen (Yin) und auf der dorsalen (Yang) Medianlinie.

Jeweils ein Yin- und ein Yang-Meridian bilden als sogenannte gekoppelte Meridiane ein Meridianpaar, und zwar jeweils die beiden, die sich an den Extremitäten gegenüberliegen. Außerdem geht jeweils ein Yin-Meridian der unteren Extremität am Thorax in einen Yin-Meridian der oberen Extremität über und bildet mit ihm eine „Meridianachse". Ebenso geht jeder Yang-Meridian der oberen Extremität am Kopf in den entsprechenden Yang-Meridian der unteren Extremität über und ergänzt sich mit ihm in seiner therapeutischen Wirkung.

DARSTELLUNG DER MERIDIANVERLÄUFE

Der Lungenmeridian (Lu) verläuft von der lateralen Thoraxwand im 1. ICR über Ober- und Unterarminnenseite radial zum Handgelenk und zum radialen Daumennagelwinkel.

Der Dickdarmmeridian (Di) verläuft vom radialen Nagelwinkel des Zeigefingers über die radiale Außenseite des Unterarmes und die Außenseite des Oberarmes zur vorderen Schulter, dann über die laterale Halsseite zum Gesicht bis zum Nasenflügel.

Der Magenmeridian (M) verläuft vom unteren Orbitarand im Bogen am Unterkiefer entlang zur Schläfe, dann am seitlichen Hals zum Thorax (Mamillarlinie) und zum Abdomen, weiter über die Vorderseite des Oberschenkels zum lateralen Knie sowie zur lateralen Tibiakante und zum Fußrücken mit Endpunkt am lateralen Nagelwinkel der 2. Zehe.

Der Milz-Pankreas-Meridian (MP) verläuft vom medialen Nagelwinkel der Großzehe zur Innenseite des Unter- und Oberschenkels, dann über das laterale Abdomen und den lateralen Thorax bis zum 6. ICR in der Axillarlinie.

Der Herzmeridian (He) verläuft von der Axilla an der inneren und ulnaren Seite des Armes zur ulnaren Handinnenseite und zum radialen Nagelwinkel des kleinen Fingers.

Der Dünndarmmeridian (Dü) verläuft vom ulnaren Nagelwinkel des 5. Fingers an der ulnaren dorsalen Armseite zur Schulter, dort im Zick-Zack zum lateralen Hals und weiter zur Wange mit Endpunkt vor dem Ohr.

Der Blasenmeridian (B) verläuft vom medialen Augenwinkel über das Schädeldach zum Nacken, dann in 2 Ästen über den Rücken zum Gesäß, dort wieder vereint über den dorsalen Oberschenkel und die Wade und weiter dorsal hinter dem Malleolus lateralis vorbei zur Außenseite des Fußes und zum lateralen Nagelwinkel der kleinen Zehe.

Der Nierenmeridian (N) verläuft von der Mitte der Fußsohle über die Medialseite des Beines zum Abdomen und weiter paramedian über den Thorax bis zum 1. ICR unter dem Sternoclaviculargelenk.

Der Kreislauf-Sexualität-Meridian (KS) = Perikardmeridian (Pe) verläuft vom 4. ICR lateral der Mamille zur Axilla, dann über die Mitte der Arminnenseite zum Mittelfinger.

Der Dreifach-Erwärmer-Meridian (3 E) = Sanjiao (SJ) verläuft vom ulnaren Nagelwinkel des Ringfingers über die dorsale Unter- und Oberarmseite zur Schulter und zum lateralen Hals, dann dorsal um das Ohr zur Schläfe.

Der Gallenblasenmeridian (G) verläuft vom lateralen Augenwinkel zum Ohr, welches er nach hinten umkreist, dann in einer Zick-Zack-Linie zurück zur Stirn und wieder zum Nacken, von dort ventral über die Schulter zum lateralen Thorax und Abdomen und weiter über die laterale Beinseite bis zum lateralen Nagelwinkel der 4. Zehe.

Der Lebermeridian (Le) verläuft von der großen Zehe über die Innenseite des Unter- und Oberschenkels und des lateralen Abdomens zum Thorax und endet im 6. ICR.

Das Lenkergefäß (LG) = Gouverneursgefäß = Du Mai verläuft vom Os coccygis in der dorsalen Medianlinie über den Rücken zu Nacken, Schädel, Stirn, Nase und zur Oberlippe.

Das Konzeptionsgefäß (KG) = Kontrollgefäß = Ren Mai verläuft vom Damm in der vorderen Mittellinie über das Abdomen und den Thorax bis zur Unterlippe.

Punkte außerhalb der Meridiane (PaM), welche sich nicht in das oben beschriebene Meridiansystem eingliedern lassen, werden manchmal ergänzend in das Therapiekonzept mit aufgenommen.

PRAKTISCHE DURCHFÜHRUNG

Es werden heute allgemein Stahlnadeln mit einem Durchmesser von 0,3 bis 0,5 mm und einer Länge von 1 – 10 cm verwendet. Gold- und Silbernadeln werden fast ausschließlich noch in der französischen Auriculotherapie eingesetzt. Das Metall spielt offensichtlich keine Rolle, der Stichreiz allein ist entscheidend. Als Universalnadel empfiehlt sich eine Einmalnadel von 3 cm Länge und 0,3 mm Durchmesser. Mit ihr lassen sich die meisten Punkte problemlos erreichen. Für besonders sensible Patienten oder Kinder eignet sich der Gebrauch der noch dünneren japanischen Nadeln, die über ein Führungsröhrchen nahezu schmerzlos in die Cutis geklopft werden und dann je nach Punktlokalisation schrittweise tiefer geführt werden.

Stehen keine Einmalnadeln zur Verfügung, müssen die Akupunkturnadeln nach jedem Gebrauch sachgerecht sterilisiert werden. Dafür ist eine Heißluftsterilisation bei 180° C oder Autoklavieren notwendig. Das Einlegen der Nadeln in Desinfektionslösung ist keinesfalls ausreichend. Die Haut muß vor der Punktion gereinigt sein. Auf eine Desinfektion kann nach übereinstimmender Meinung bei der Körperakupunktur verzichtet werden.

Die Schmerzempfindung durch die Akupunktur ist gering, wenn man spitzes, dünnes Nadelmaterial verwendet, die Cutis senkrecht und schnell durchsticht und erst dann die gewünschte Richtung einschlägt und die Nadel in die geplante Tiefe führt. Der Patient muß darauf hingewiesen werden, daß er sich während der Behandlung nach Möglichkeit nicht bewegen soll, um unnötige Schmerzen zu vermeiden.

Die Stichtiefe schwankt je nach Punktlokalisation zwischen wenigen Millimetern und ca. 3 – 4 cm. Im Kopfbereich kommt z.B. eine Tiefe von 2 – 5 mm in Frage, über großen Muskelbäuchen jedoch sollte die Nadel einige Zentimenter vorgeschoben werden.

Bei rein einseitigen Beschwerden kann unilateral behandelt werden. Ansonsten wird spiegelbildlich bilateral genadelt.

Wenige Nadeln gezielt zu setzen ist effektiver als viele Nadeln weniger gezielt zu plazieren. 10 – 12 Nadeln pro Sitzung sind in der Regel ausreichend. Wird die Ohrakupunktur zusätzlich angewendet, kann sich die Anzahl der Akupunkturnadeln auf maximal 15 erhöhen.

Die Liegedauer der Akupunkturnadeln beträgt bei chronischen Schmerzzuständen, wie z.B. Kopfschmerzen, ca. 20 Minuten. Die Nadeln werden während dieser Zeit nicht weiter stimuliert. Bei Schmerzen des Bewegungsapparates, wie z.B. Epicondylitis, Lumbalgien, rheumatische Schmerzen oder aber bei Karzinomschmerzen kann jedoch eine Elektrostimulation die analgetische Wirkung verstärken.

Eine Behandlungsserie besteht aus 10 – 12 Sitzungen, zunächst zweimal pro Woche, dann einmal pro Woche. Daran schließt sich eine 3 – 6wöchige Behandlungspause an. Anhand der danach noch bestehenden Schmerzsymptomatik läßt sich entscheiden, ob evtl. eine zweite Behandlung von 5 – 6 Sitzungen indiziert ist.

Bei akuten Schmerzen, z.B. Schiefhals, akuter Ischialgie und ähnlichen Schmerzzuständen ist eine kurze starke manuelle Stimulation an Fernpunkten der ipsilateralen Seite angezeigt. Gleichzeitig wird dann die betroffene Körperregion bewegt oder massiert. Dabei werden die Nadeln manuell stimuliert, d.h. sie werden vor- und zurückgedreht und/oder gleichzeitig leicht auf- und abbewegt. Je akuter der Schmerz, umso weniger Nadeln werden verwendet, umso kürzer ist die Liegedauer der Nadeln, umso stärker die Stimulation, umso kürzer die Behandlungsintervalle und umso mehr Fernpunkte werden verwendet.

Bei der Elektrostimulation kommen meist Rechteckimpulse zur Anwendung. Die handelsüblichen Geräte verfügen über Frequenzen bis 100 oder 200 Hz. Bei der therapeutischen Akupunktur haben sich niedrige Frequenzen zwischen 5 und 20 Hz bewährt. Die Stromstärke wird langsam erhöht, bis der Patient ein deutliches gerade noch nicht schmerzhaftes Pochen verspürt. Die hochfrequente Stimulation bis 2000 Hz bleibt der Akupunkturanästhesie vorbehalten. Eine Elektrostimulation ist kontraindiziert bei Patienten mit Herzschrittmacher, bei Schwangeren und bei Epileptikern.

PUNKTLOKALISATION

Die Lage der Akupunkturpunkte wird in Abhängigkeit von gut sichtbaren und tastbaren anatomischen Strukturen angegeben. Zur besseren Orientierung und übereinstimmenden Punktlokalisation bei Patienten unterschiedlicher Größe und Konstitution haben die Chinesen ein relatives individuelles Körpermaß definiert, das CUN. Es entspricht der Breite des Daumenendgliedes des Patienten bzw. der Entfernung zwischen den Beugefalten des mittleren Gliedes vom Mittelfinger des Patienten.

Mit Hilfe der anatomischen Beschreibung und der Cun-Abmessung sind die Körperpunkte hinreichend gut und übereinstimmend zu lokalisieren. Eine zusätzliche Hilfe stellt die Palpation dar, da oft die in Frage kommenden Punkte besonders druckempfindlich sind (und zum Teil auch eine etwas veränderte Konsistenz aufweisen). Der Messung des Hautwiderstandes kommt bei der Körperakupunktur, anders als bei der Ohrakupunktur, keine große Bedeutung zu. Zwar gibt es auch Körperpunkte, bei denen die Hautwiderstände niedriger sind als in ihrer Umgebung, bei tiefer liegenden Punkten wird ihre Messung jedoch sehr ungenau und wenig aussagekräftig.

Verschiedene Akupunkturschulen legen unterschiedlich großen Wert auf das Auslösen des „Nadelgefühls" = DE CHI = PSC (propagated sensation along the channel). Es handelt sich dabei um ganz spezifische Empfindungen beim Auftreffen der Nadelspitze auf den Akupunkturpunkt. Sie werden als Druck, Parästhesie und Ziehen im Bereich der liegenden Nadeln oder entlang des dazugehörenden Meridians beschrieben. Das DE CHI läßt sich gut unterscheiden von dem Schmerz, welcher durch den Einstich in die Haut ausgelöst werden kann, und ebenso von dem scharfen lanzinierenden Schmerz, welcher durch Nervenpunktion entsteht.

Der Therapieerfolg wird offenbar verbessert, wenn zumindest über den Fernpunkten ein DE CHI ausgelöst werden kann. Besonders wichtig und unerläßlich ist die Stimulation bis zum DE CHI bei der Behandlung akuter Schmerzzustände.

PUNKTEAUSWAHL

Die einfachste Stufe der Akupunktur ist das „locus dolendi" Stechen. Trigger-punkte und druckschmerzhafte Punkte werden systematisch ertastet und genadelt. Diese Methode setzt kein Akupunkturstudium voraus, allerdings sind auch die damit zu erzielenden Erfolge sehr begrenzt.

Für den Einsatz der Akupunktur in der Schmerztherapie und für Akupunktur-anfänger empfiehlt sich die klassische Kombination von Nahpunkten mit den dazugehörigen Fernpunkten. Nahpunkte sind Akupunkturpunkte verschiede-ner Meridiane, welche in dem oder um das betroffene Schmerzgebiet liegen. Fernpunkte sind Akupunkturpunkte an den Extremitäten distal von Ellbogen und Knie, welche auf das proximal gelegene Meridiangebiet einwirken und die Wirkung der Nahpunkte erheblich verstärken. Zunächst muß also immer festgestellt werden, welcher Meridian „betroffen" ist, das heißt, welcher haupt-sächlich durch das Schmerzgebiet zieht. Auf diesem und auf dem dazugehöri-gen Meridian der Meridianachse (obere und untere Extremität) werden die Fernpunkte gewählt. Ist z.B. beim temporalen Kopfschmerz der Gallenblasen-meridian betroffen, wird ein Fernpunkt des Gallenblasenmeridians und ein Fernpunkt des Dreifach-Erwämer-Meridians behandelt.

Druckschmerzhafte Punkte, Triggerpunkte und myogelotisch veränderte Punkte können jeweils ergänzend in das Therapiekonzept aufgenommen wer-den.

Die oben beschriebene Punkteauswahl stellt eine einfache und logisch ableitbare Methode dar. Sie verhindert das stupide Erlernen und Anwenden von „Rezep-ten", welche in ihrer angebotenen Vielfalt den Akupunkturanfänger eher verwirren. Die Therapieerfolge mit Akupunktur lassen sich allerdings noch verbessern, wenn neben der stets vorrangigen westlichen Diagnose eine tradi-tionell chinesische Diagnose erstellt und die chinesischen Therapieregeln, die Konstitutionslehre und die Denkmodelle berücksichtigt werden. Die chinesi-sche Akupunktur stellt keine symptombezogene Therapie dar, sondern folgt dem ganzheitlichen Ansatz der traditionellen chinesischen Medizin. Sie stellt immer eine individuelle Konstitutionstherapie dar. So sollen nachfolgende Punkteempfehlungen dem Akupunkturanfänger oder dem in dieser Methode noch wenig Erfahrenen ein Grundgerüst in die Hand geben, welches er nach individuellen Gesichtspunkten verändern kann.

INDIKATIONEN ZUR AKUPUNKTURBEHANDLUNG IN DER SCHMERZTHERAPIE

Die Entscheidung zur Akupunkturbehandlung wird nach vollständiger diagnostischer Abklärung und Ausschluß einer kausalen Therapiemöglichkeit besonders häufig bei folgenden Indikationen getroffen:

Kopfschmerzen	Migräne
	Cluster Kopfschmerz
	Spannungskopfschmerz
	Kombinationskopfschmerz
Gesichtsschmerz	Trigeminusneuralgie
	Zosterneuralgie
	Atypischer Gesichtsschmerz
Erkrankungen des Bewegungsapparates	HWS-Syndrom
	Periarthritis humeroscapularis
	Epicondylitis
	Lumbalgie/Ischialgie
	Coxarthrose/Coxalgie
	Gonarthrose
	Arthralgien aller Gelenke
Brustschmerzen	Intercostalneuralgie
	Zosterneuralgie
Abdominelle Schmerzen	Gastritis
	Verwachsungsbeschwerden
	Dysmenorrhoe
Tumorschmerzen	als adjuvante Therapie

KONTRAINDIKATIONEN

Es gibt wenige Begleiterkrankungen, die eine Akupunkturbehandlung ausschließen können: nämlich 1. eine Hämophilie oder eine gleichzeitig durchgeführte Antikoagulanzientherapie wegen der möglichen Gefäßverletzungen und Nachblutung sowie 2. die kardiale Dekompensation wegen möglicher Kreislaufreaktion. Diese Erkrankungen sind als relative Kontraindikationen anzusehen. Von manchen Autoren werden 3. bei schwangeren Patientinnen nicht nur die Punkte über dem Abdomen als kontraindiziert angesehen, sondern auch eine Reihe anderer wichtiger Punkte, nämlich Di 4, M 36, MP 6, N 6, G 3, G 31 und alle Punkte an Fingern und Zehen. Durch das Stechen und die Stimulation dieser Punkte soll ein erhöhtes Abortrisiko bestehen.

KOMPLIKATIONSMÖGLICHKEITEN

Bei hypotonen und psychisch labilen Patienten kann es während der Akupunktur zu einer vasovagalen Synkope mit Blutdruckabfall und Bradykardie kommen. Die Therapie besteht in der Flach- bzw. mäßig Kopf-Tief-Lagerung. Nur selten sind kreislaufwirksame Medikamente wie beispielsweise Akrinor oder Atropin erforderlich. Daher empfiehlt es sich, zumindest die erste Behandlung im Liegen vorzunehmen.

Lokale Infektionen sind beim heutigen atraumatischen Nadelmaterial höchst selten. Besondere Vorsicht ist allerdings bei Ohrpunkten geboten, weil sich hier wegen des schlecht durchbluteten Ohrknorpels sehr viel leichter eine fatale Entzündung mit Knorpeleinschmelzung entwickeln kann.

Die Gefahr einer Hepatitis- oder Aidsübertragung besteht entgegen den Befürchtungen mancher Patienten und Blutspendedienste bei vorschriftsmäßiger Nadelsterilisation oder Verwendung von Einmalnadeln nicht.

Bei sachgemäßer Handhabung und ausreichenden anatomischen Kenntnissen ist eine Organverletzung, insbesondere eine Pleurapunktion, in der Regel zu vermeiden.

Als häufigste Komplikation sind kleine Hämatome an den Einstichstellen zu registrieren, welche sich auch bei sorgfältiger Vorgehensweise und rascher Blutstillung nicht immer vermeiden lassen.

Insgesamt sind die Komplikationsmöglichkeiten bei der Akupunktur extrem gering, verglichen mit denen anderer schmerztherapeutischer Maßnahmen.

FRONTALER KOPFSCHMERZ

Nahpunkte:

B 2   am medialen Ende der Augenbraue in Höhe des inneren Augenwinkels

G 14   1 Cun über der Augenbrauenmitte, bei Blick geradeaus über der Pupille

PdM (= PaM 3)   = „point de merveille"; in der Mitte der Nasenwurzel

LG 24 (23)   auf der Medianlinie, 0,5 Cun über der Stirn-Haargrenze

M 8 (1)   im Stirn-Schläfenwinkel, 0,5 Cun über dem Haaransatz, 4,5 Cun lateral der Mittellinie (Geheimratsecke)

Fernpunkte:

Di 4   zwischen Os metacarpale I und II, eher bei II; entspricht der höchsten Stelle des M. adductor pollicis, wenn der Daumen am Zeigefinger anliegt

M 36   1 Querfinger lateral und distal des Unterrandes der Tuberositas tibiae, 3 Cun distal des Kniegelenksspaltes

M 44   0,5 Cun proximal der Interdigitalfalte zwischen Os metatarsale II und III

Ergänzende Punkte:

LG 20 (19)   in der Medianlinie des Kopfes auf der Verlängerung vom tiefsten zum höchsten Punkt der Ohrmuschel

Vor allem die Nahpunkte werden bei streng einseitiger Symptomatik nur einseitig genadelt.

FRONTALER KOPFSCHMERZ

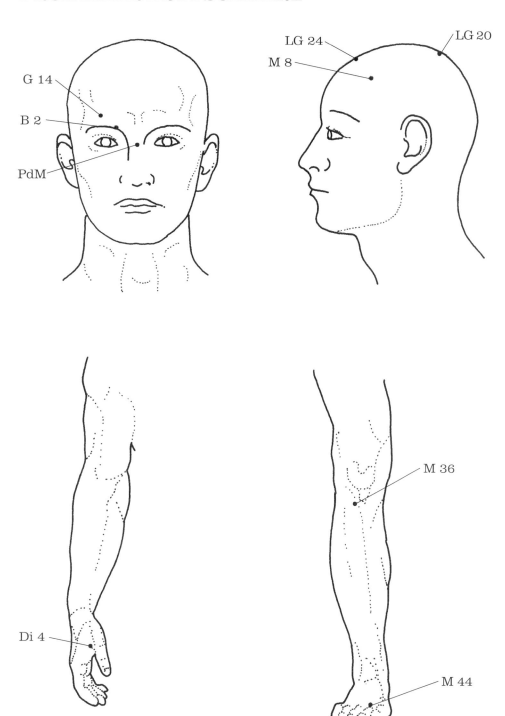

TEMPORALER KOPFSCHMERZ

Nahpunkte:

G 14   1 Cun über der Augenbrauenmitte, bei Blick geradeaus über der Pupille

G 20   zwischen den Ursprüngen der Mm. sternocleidomastoideus und trapezius am Unterrand des Os occipitale

G 8   1,5 Cun oberhalb des höchsten Punktes der Ohrmuschel (subcutan nach caudal vorschieben)

PaM 9   1 Cun lateral der Kreuzung zwischen lateralem Ende der Augenbraue und unterem Orbitarand in einer Vertiefung (subcutan in Richtung Ohr vorschieben)

Fernpunkte:

G 41   in einer Vertiefung distal der Basis von Os metatarsale IV und V

3 E 5   2 Cun proximal vom Mittelpunkt der dorsalen Handgelenksquerfalte zwischen Ulna und Radius

Ergänzende Punkte:

Bei Ausstrahlung nach parietal:

M 8 (1)   im Stirn-Schläfenwinkel 0,5 Cun über dem Haaransatz und 4,5 Cun lateral der Mittellinie (Geheimratsecke)

Bei Übelkeit und Erbrechen:

KS 6   2 Cun proximal der Handgelenksquerfalte zwischen den Sehnen der Mm. palmaris longus und flexor carpi radialis

Bei Ausstrahlung zum Schädeldach und als vegetativ ausgleichender Punkt:

LG 20 (19)   in der Mediallinie des Kopfes auf der Verlängerung vom tiefsten zum höchsten Punkt der Ohrmuschel

TEMPORALER KOPFSCHMERZ

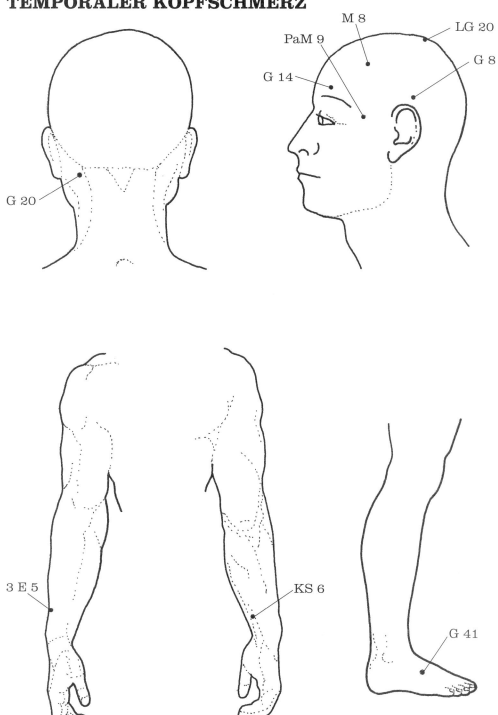

PARIETALER KOPFSCHMERZ

Nahpunkte:

M 8 (1) im Stirn-Schläfenwinkel, 0,5 Cun über dem Haaransatz, 4,5 Cun lateral der Mittellinie (Geheimratsecke)

G 8 1,5 Cun oberhalb des höchsten Punktes der Ohrmuschel (subcutan nach caudal vorschieben)

Fernpunkte:

Di 4 zwischen Os metacarpale I und II, näher bei II; entspricht der höchsten Stelle des M. adductor pollicis, wenn der Daumen am Zeigefinger anliegt

M 44 0,5 Cun proximal der Interdigitalfalte zwischen Os metatarsale II und III

Ergänzende Punkte:

LG 20 (19) in der Medianlinie des Kopfes auf der Verlängerung vom tiefsten zum höchsten Punkt der Ohrmuschel

3 E 5 2 Cun proximal vom Mittelpunkt der dorsalen Handgelenksquerfalte zwischen Ulna und Radius

PARIETALER KOPFSCHMERZ

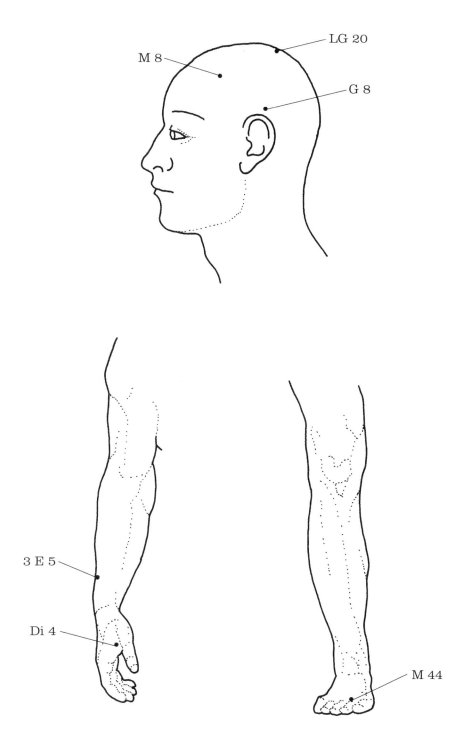

OCCIPITALER KOPFSCHMERZ

Nahpunkte:

B 10	1,3 Cun lateral vom Dornfortsatzzwischenraum C1/C2, 0,5 Cun cranial vom hinteren Haaransatz; am äußeren Rand der Ansatzstelle der Sehne des M. trapezius
G 20	zwischen den Ursprüngen der Mm. sternocleidomastoideus und trapezius am Unterrand des Os occipitale

Fernpunkte:

Dü 3	bei geschlossener Faust am ulnaren Ende der Handflächenquerfalte, proximal vom Köpfchen des Os metacarpale V
B 60	in der Mitte zwischen Malleolus lateralis und der Achillessehne

Ergänzende Punkte:

Bei Ausstrahlung zur Stirn:

B 2	am medialen Ende der Augenbraue in Höhe des inneren Augenwinkels
LG 24 (23)	auf der Medianlinie 0,5 Cun über der Stirn-Haargrenze
LG 20 (19)	in der Medianlinie des Kopfes auf der Verlängerung vom tiefsten zum höchsten Punkt der Ohrmuschel

Bei Cervicalsyndrom:

LG 14 (13)	zwischen dem Proc. spinosus des 7. Cervicalwirbels und dem des 1. Thorakalwirbels
3 E 15	auf der Schulter in der Mitte der Verbindungslinie zwischen Akromion und dem Dornfortsatz des 7. HWK

OCCIPITALER KOPFSCHMERZ

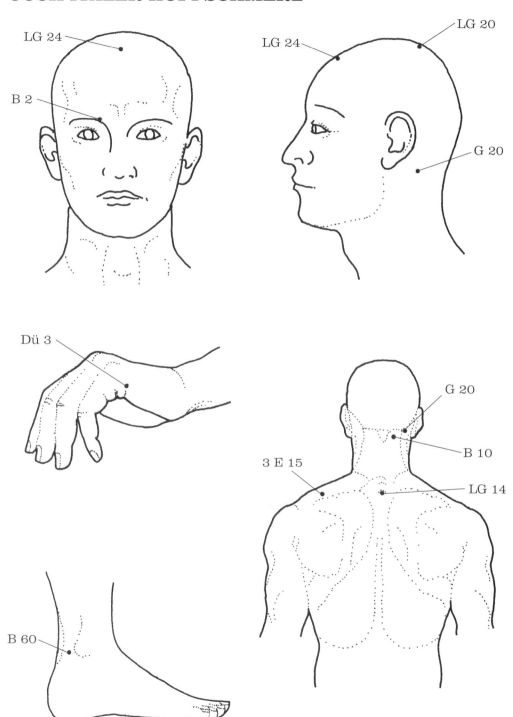

DIFFUSER KOPFSCHMERZ

Nahpunkte:

LG 20 (19)	in der Medianlinie des Kopfes in der Verlängerung vom tiefsten zum höchsten Punkt der Ohrmuschel
LG 24 (23)	auf der Medianlinie 0,5 Cun über der Stirn-Haargrenze
PaM 9	1 Cun lateral der Kreuzung zwischen lateralem Ende der Augenbraue und unterem Orbitarand in einer Vertiefung (subcutan in Richtung Ohr vorschieben)
G 20	zwischen den Ursprüngen der Mm. sternocleidomastoideus und trapezius am Unterrand des Os occipitale
PdM (= PaM 3)	= „point de merveille"; in der Mitte der Nasenwurzel

Fernpunkte:

Di 4	zwischen Os metacarpale I und II, näher bei II; entspricht der höchsten Stelle des M. adductor pollicis, wenn der Daumen am Zeigefinger anliegt
M 44	0,5 Cun proximal der Interdigitalfalte zwischen Os metatarsale II und III

Ergänzende Punkte:

3 E 5	2 Cun proximal vom Mittelpunkt der dorsalen Handgelenksquerfalte zwischen Ulna und Radius
G 41	in einer Vertiefung distal der Basis von Os metatarsale IV und V
M 36	1 Querfinger lateral und distal des Unterrandes der Tuberositas tibiae, 3 Cun distal des Kniegelenkspaltes

DIFFUSER KOPFSCHMERZ

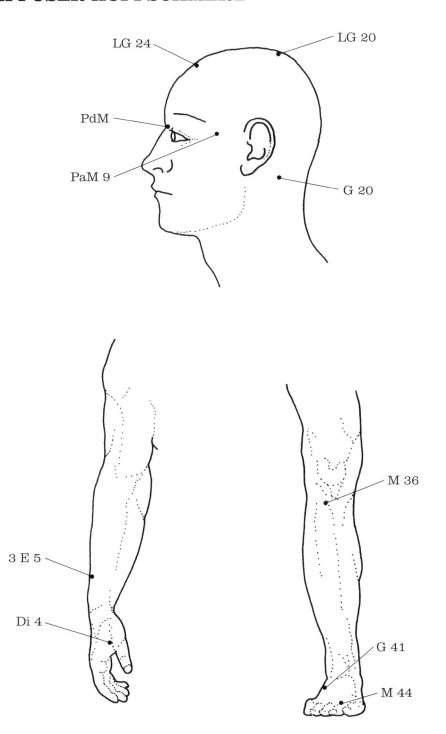

GESICHTSSCHMERZ IM BEREICH DES 1. TRIGEMINUSASTES Z.B. TRIGEMINUSNEURALGIE, ZOSTERNEURALGIE

Nahpunkte:

B 2	am medialen Ende der Augenbraue, in Höhe des inneren Augenwinkels
3 E 23	am lateralen Ende der Augenbraue
G 14	1 Cun über der Augenbrauenmitte, bei Blick geradeaus über der Pupille

Fernpunkte:

Di 4	zwischen Os metacarpale I und II, näher bei II, entspricht der höchsten Stelle des M. adductor pollicis, wenn der Daumen am Zeigefinger anliegt
M 36	1 Querfinger lateral und distal des Unterrandes der Tuberositas tibiae, 3 Cun distal des Kniegelenkspaltes
M 44	0,5 Cun proximal der Interdigitalfalte zwischen Os metatarsale II und III

Ergänzende Punkte:

LG 24 (23)	auf der Medianlinie des Kopfes 0,5 Cun über der Stirn-Haargrenze
M 8 (1)	im Stirn-Schläfenwinkel, 0,5 Cun über dem Haaransatz, 4,5 Cun lateral der Mittellinie (Geheimratsecke)

Bei Trigeminusneuralgie beträgt die Liegedauer der Nadeln 30 Minuten. Meist sind hier mehr als 10 Behandlungen nötig. Bei starken akuten Schmerzen zunächst die kontralaterale Seite nadeln, da es sonst zu einer Verschlimmerungsreaktion kommen kann. Häufig ist eine starke Stimulation der Fernpunkte notwendig.

GESICHTSSCHMERZ IM BEREICH DES 1. TRIGEMINUSASTES

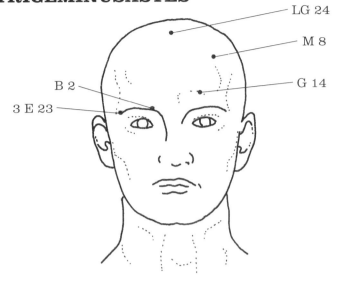

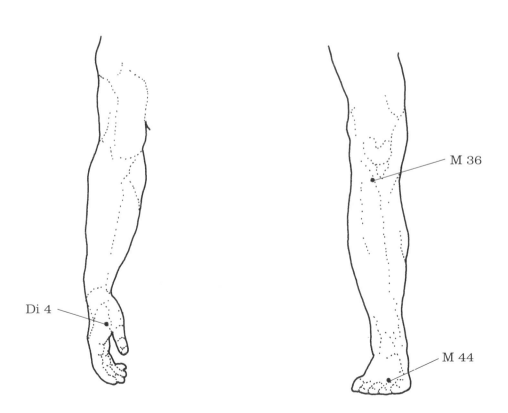

GESICHTSSCHMERZ IM BEREICH
DES 2. TRIGEMINUSASTES
Z.B. TRIGEMINUSNEURALGIE

Nahpunkte:

M 2 (5)	über dem Foramen infraorbitale
M 3 (6)	unter M 2 in Höhe des Nasenflügels
Dü 18	unter dem lateralen Augenwinkel caudal des Arcus zygomaticus
Di 20	in der Nasolabialfalte, 0,5 Cun seitlich des Nasenflügels
M 7 (2)	unter dem lateralen Ast des Os zygomaticus in einer Vertiefung vor dem Proc. articularis mandibulae (bei geschlossenem Mund)
LG 26	an der Grenze zwischen mittlerem und oberem Drittel der Entfernung zwischen Nase und Oberlippe

Fernpunkte:

Di 4	zwischen Os metacarpale I und II, näher bei II; entspricht der höchsten Stelle des M. adductor pollicis, wenn der Daumen am Zeigefinger anliegt
M 36	1 Querfinger lateral und distal des Unterrandes der Tuberositas tibiae, 3 Cun distal des Kniegelenkspaltes
M 44	0,5 Cun proximal der Interdigitalfalte zwischen Os metatarsale II und III

GESICHTSSCHMERZ IM BEREICH DES 2. TRIGEMINUSASTES

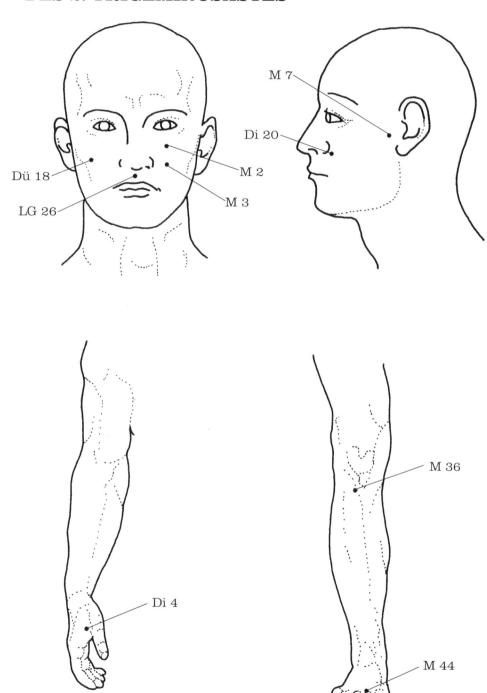

GESICHTSSCHMERZ IM BEREICH DES 3. TRIGEMINUSASTES Z.B. TRIGEMINUSNEURALGIE

Nahpunkte:

M 4 (7)	0,5 Cun lateral des Mundwinkels
M 6 (3)	höchster Punkt des M. masseter
M 7 (2)	unter dem lateralen Ast des Os zygomaticus in einer Vertiefung vor dem proc. articularis mandibulae (bei geschlossenem Mund)
KG 24	in der Mitte zwischen Unterlippe und Kinn auf der Medianlinie

Fernpunkte:

Di 4	zwischen Os metacarpale I und II, näher bei II; entspricht der höchsten Stelle des M. adductor pollicis, wenn der Daumen am Zeigefinger anliegt
M 36	1 Querfinger lateral und distal des Unterrandes der Tuberositas tibiae, 3 Cun distal des Kniegelenkspaltes
M 44	0,5 Cun proximal der Interdigitalfalte zwischen Os metatarsale II und III

GESICHTSSCHMERZ IM BEREICH
DES 3. TRIGEMINUSASTES

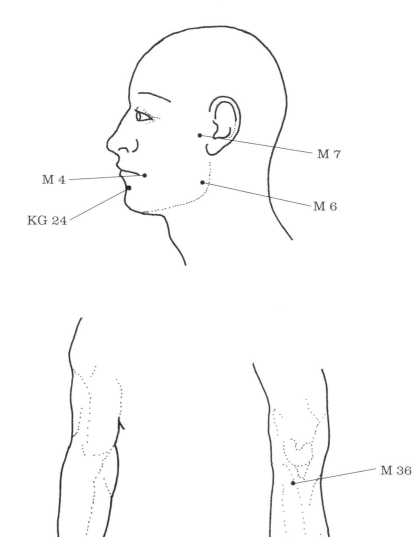

NACKENSCHMERZ

Nahpunkte:

B 10	1,3 Cun lateral vom Dornfortsatzzwischenraum C1/C2, 0,5 Cun cranial vom hinteren Haaransatz, am äußeren Rand des Ursprungs der Sehne des M. trapezius
B 11	1,5 Cun lateral vom Unterrand des Dornfortsatzes des 1. Brustwirbels
LG 14 (13)	zwischen dem Proc. spinosus des 7. Cervicalwirbels und dem des 1. Thorakalwirbels
G 20	zwischen den Ursprüngen der Mm. sternocleidomastoideus und trapezius am Unterrand des Os occipitale

Fernpunkte:

Dü 3	bei geschlossener Faust am ulnaren Ende der Handflächenquerfalte, proximal des Köpfchens des Os metacarpale V
B 60	in der Mitte der Verbindungslinie zwischen Malleolus lateralis und Achillessehne

Ergänzende Punkte:
druckschmerzhafte Punkte

NACKENSCHMERZ (MEDIAL)

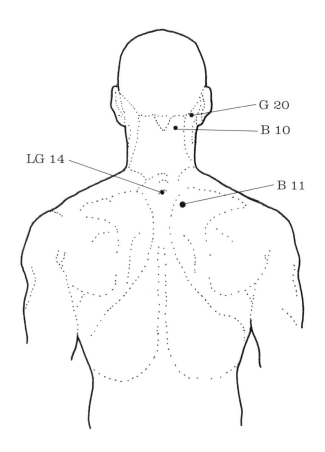

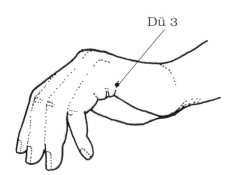

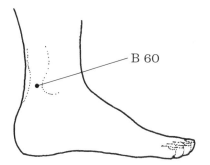

NACKENSCHMERZ (LATERAL)

3 E 14	am hinteren, unteren Rand des Akromion, dicht vor dem Übergang zur Spina scapulae
G 20	zwischen den Ursprüngen der Mm. sternocleidomastoideus und trapezius am Unterrand des Os occipitale
G 21	auf der höchsten Stelle der Schulter zwischen dem Dornfortsatz des 7. HWK und dem Akromion

Fernpunkte:

G 34	bei gebeugtem Knie in einer Mulde ventral und distal des Fibulaköpfchens
3 E 5	2 Cun proximal vom Mittelpunkt der dorsalen Handgelenksquerfalte zwischen Ulna und Radius

Ergänzende Punkte:

druckschmerzhafte Punkte

Dü 11	im Zentrum der Fossa infraspinata

NACKENSCHMERZ (LATERAL)

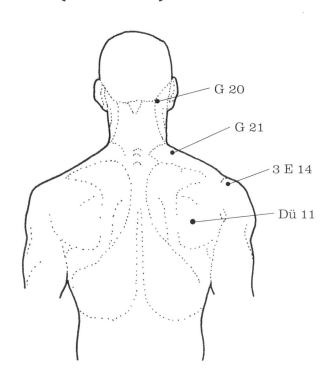

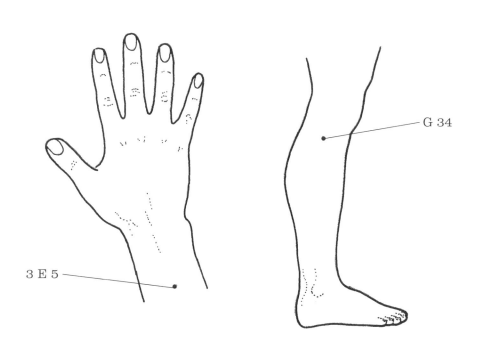

DIFFUSER SCHULTERSCHMERZ

Nahpunkte:

Dü 11	im Zentrum der Fossa infraspinata
3 E 14	am hinteren, unteren Rand des Akromion, dicht vor dem Übergang zur Spina scapulae
Di 15	bei abduziertem Arm auf der Schulter in der vorderen Grube, die sich vor der Sehne des M. biceps bildet
Di 14	am distalen Muskel-Sehnenübergang des M. deltoideus
Di 10	2 Cun distal von Di 11 (Di 11: bei rechtwinklig gebeugtem Arm am lateralen Ende der Ellenbeugequerfalte)

Fernpunkte:

Di 4	zwischen Os metacarpale I und II, eher bei II; entspricht der höchsten Stelle des M. adductor pollicis, wenn der Daumen am Zeigefinger anliegt
M 38	8 Cun unterhalb vom Kniegelenkspalt, eine Fingerbreite lateral der Tibiavorderkante

Ergänzende Punkte:

druckschmerzhafte Punkte

DIFFUSER SCHULTERSCHMERZ

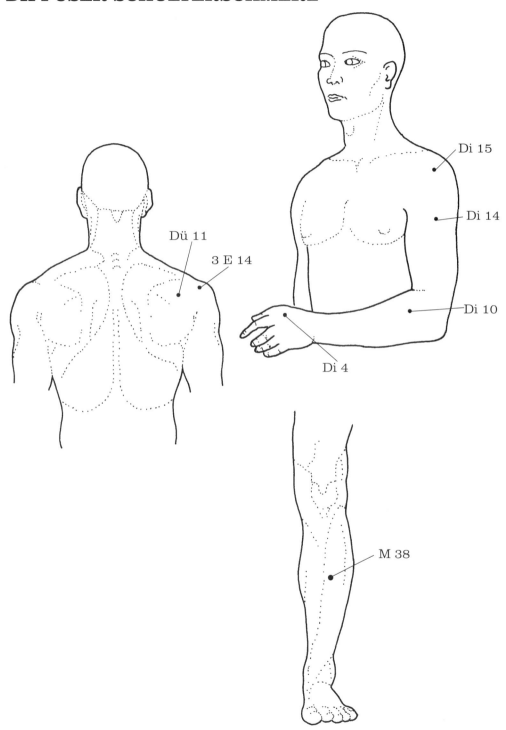

Dü 11

3 E 14

Di 15

Di 14

Di 10

Di 4

M 38

SCHULTERSCHMERZ (VORNE)

Nahpunkte:

Di 15   bei abduziertem Arm auf der Schulter in der vorderen Grube, die sich vor der Sehne des M. biceps bildet

Di 14   am lateralen Rand des M. deltoideus, etwas distal seines Ansatzes

Di 10   2 Cun distal von Di 11 (Di 11: bei rechtwinklig gebeugtem Arm am lateralen Ende der Ellenbeugequerfalte)

Fernpunkte:

Di 4   zwischen Os metacarpale I und II, eher bei II; entspricht der höchsten Stelle des M. adductor pollicis, wenn der Daumen am Zeigefinger anliegt

M 38   8 Cun unterhalb vom Kniegelenkspalt, eine Fingerbreite lateral der Tibiavorderkante

Ergänzende Punkte:

druckschmerzhafte Punkte

SCHULTERSCHMERZ (VORNE)

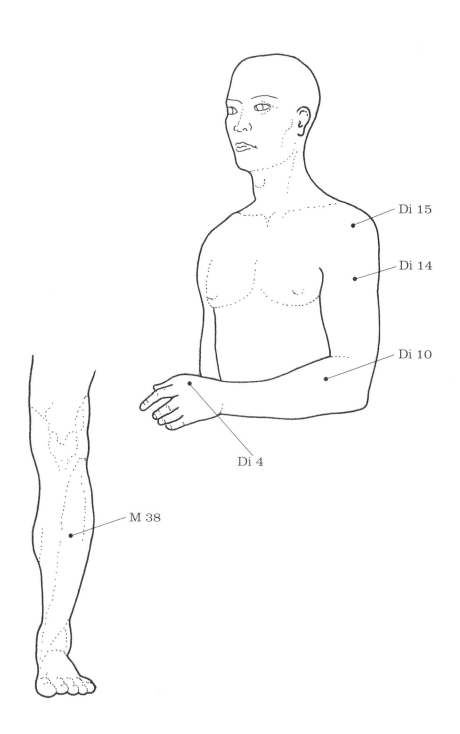

Di 15

Di 14

Di 10

Di 4

M 38

SCHULTERSCHMERZ (HINTEN)

Nahpunkte:

G 20	zwischen den Ursprüngen der Mm. sternocleidomastoideus und trapezius am Unterrand des Os occipitale
G 21	auf der höchsten Stelle der Schulter zwischen dem Dornfortsatz des 7. HWK und dem Akromion
3 E 14	am hinteren, unteren Rand des Akromion, dicht vor dem Übergang zur Spina scapulae
Dü 11	im Zentrum der Fossa infraspinata
3 E 12	6 Cun proximal vom Olecranon, auf der Mittellinie der Oberarmstreckseite

Fernpunkte:

3 E 5	2 Cun cranial vom Mittelpunkt der dorsalen Handwurzelquerfalte zwischen Ulna und Radius
G 34	bei gebeugtem Knie in einer Mulde ventral und distal des Fibulaköpfchens

Ergänzende Punkte:

druckschmerzhafte Punkte

SCHULTERSCHMERZ (HINTEN)

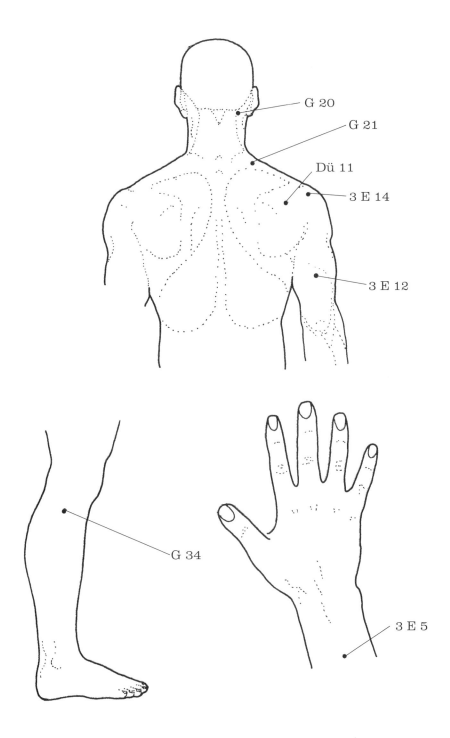

ELLBOGENSCHMERZ (ULNAR)

Nahpunkte:

Dü 8	bei gebeugtem Ellbogengelenk zwischen Olecranon und medialem Epicondylus humeri
KS 3	im Bereich der Ellbogenbeugefalte, medial der Bizepssehne
H 3	am ulnaren Ende der Ellbogenbeugefalte, 0,5 Cun radial vom Epicondylus medialis

Fernpunkte:

H 7	auf der Handgelenksbeugefalte radial der Sehne des M. flexor carpi ulnaris
N 10	bei gebeugtem Knie am medialen Ende der Kniegelenks-beugefalte

Ergänzende Punkte:
druckschmerzhafte Punkte

ELLENBOGENSCHMERZ (ULNAR)

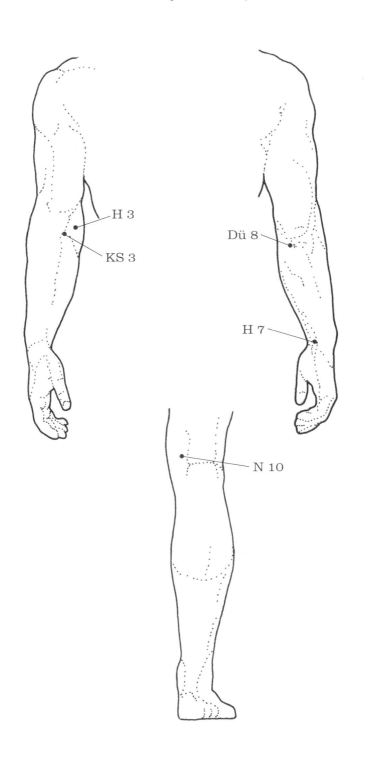

H 3

KS 3

Dü 8

H 7

N 10

ELLENBOGENSCHMERZ (RADIAL)

Nahpunkte:

Di 11	bei rechtwinklig gebeugtem Arm am lateralen Ende der Ellbogenbeugefalte
Di 10	2 Cun distal von Di 11 (s.o.)
Lu 5	im Bereich der Ellbogenbeugefalte, lateral der Bizepssehne
3 E 10	bei leicht gebeugtem Ellbogen proximal des Olecranon, in einer Vertiefung

Fernpunkte:

Di 4	zwischen Os metacarpale I und II, eher bei II; entspricht der höchsten Stelle des M. adductor pollicis, wenn der Daumen am Zeigefinger anliegt
M 36	1 Querfinger lateral des Unterrandes der Tuberositas tibiae, 3 Cun distal des Kniegelenkspaltes

Ergänzende Punkte:

druckschmerzhafte Punkte

ELLENBOGENSCHMERZ (RADIAL)

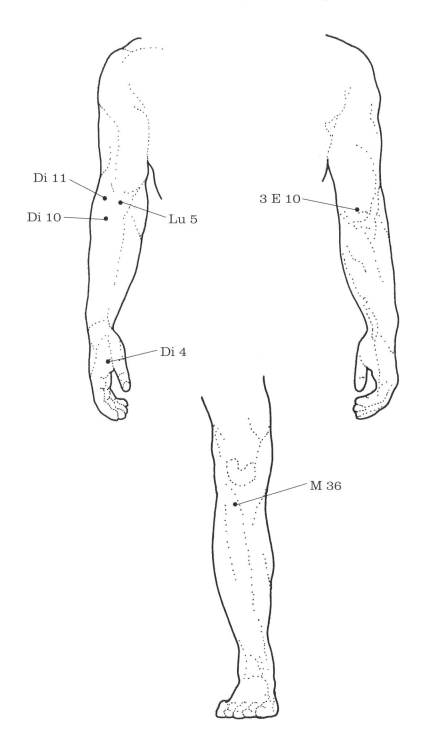

Di 11

Di 10

Lu 5

3 E 10

Di 4

M 36

HANDGELENKSSCHMERZ (ULNAR)

Nahpunkte:

3 E 5   2 Cun cranial vom Mittelpunkt der dorsalen Handgelenksquerfalte zwischen Ulna und Radius

Dü 5   am ulnaren Ende der dorsalen Handgelenksquerfalte, distal
vom Proc. styloideus

Dü 3   bei geschlossener Faust am ulnaren Ende der Handflächen-
querfalte, proximal des Köpfchens des Os metacarpale V

Fernpunkt:

B 62   0,5 Cun distal vom Unterrand des Malleolus lateralis
in einer Mulde

Ergänzende Punkte:

KS 6   2 Cun proximal vom Mittelpunkt der Handgelenksquerfalte,
zwischen den Sehnen des M. flexor carpi radialis und
des M. palmaris longus

PaM 118   im Mittelpunkt der Handrückenquerfalte

druckschmerzhafte Punkte

HANDGELENKSSCHMERZ (ULNAR)

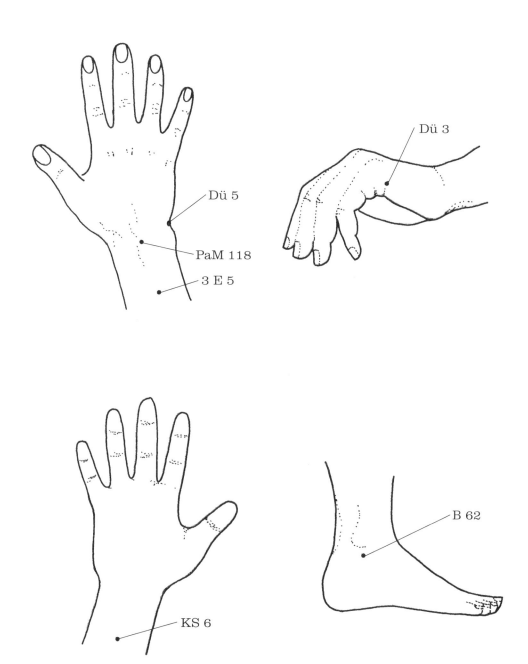

Dü 5

PaM 118

3 E 5

Dü 3

KS 6

B 62

HANDGELENKSSCHMERZ (RADIAL)

Nahpunkte:

PaM 118	im Mittelpunkt der Handrückenquerfalte
Di 5	am radialen Ende der Handrückenquerfalte zwischen den Sehnen des M. extensor pollicis longus und brevis
Di 4	zwischen Os metacarpale I und II, eher bei II; entspricht der höchsten Stelle des M. adductor pollicis, wenn der Daumen am Zeigefinger anliegt
Lu 7	an der radialen Seite des Unterarmes auf der Radialiskante, 1,5 Cun proximal der Handgelenksbeugefalte

Fernpunkte:

M 44	0,5 Cun proximal der Interdigitalfalte zwischen Os metatarsale II und III

Ergänzende Punkte:

3 E 5	2 Cun cranial vom Mittelpunkt der dorsalen Handgelenksquerfalte zwischen Ulna und Radius

druckschmerzhafte Punkte

HANDGELENKSSCHMERZ (RADIAL)

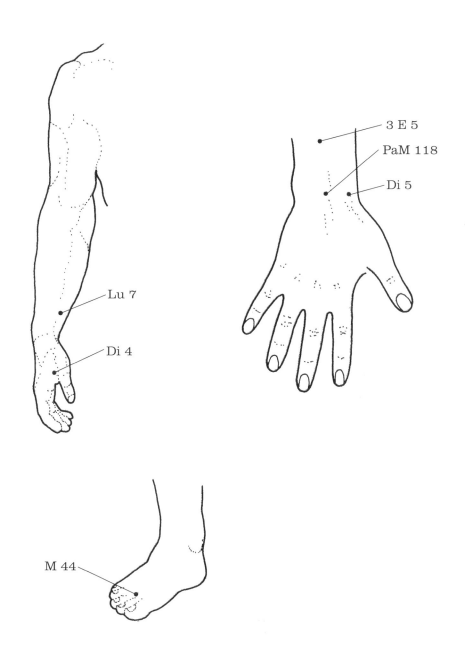

3 E 5

PaM 118

Di 5

Lu 7

Di 4

M 44

DIFFUSER KREUZSCHMERZ

Nahpunkte:

B 23	1,5 Cun lateral vom Unterrand des Dornfortsatzes des 2. Lumbalwirbels
B 25	1,5 Cun lateral vom Unterrand des Dornfortsatzes des 4. Lumbalwirbels
B 32	im 2. Foramen sacrale
B 52 (47)	3 Cun lateral vom Unterrand des Dornfortsatzes des 2. Lendenwirbels
LG 3	in der Mitte zwischen den Dornfortsätzen des 3. und 4. Lendenwirbels
LG 4	in der Mitte zwischen den Dornfortsätzen des 2. und 3. Lendenwirbels

Fernpunkte:

Dü 3	bei geschlossener Faust am ulnaren Ende der Handflächen-querfalte, proximal des Köpfchens des Os metacarpale V
LG 20 (19)	auf der Medianlinie des Kopfes in der Verlängerung der Verbindungslinie vom tiefsten zum höchsten Punkt der Ohrmuschel

Ergänzende Punkte:
druckschmerzhafte Punkte

DIFFUSER KREUZSCHMERZ

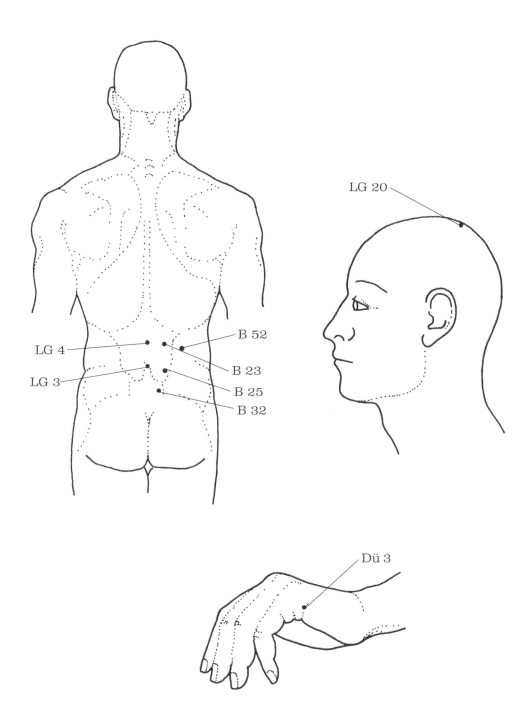

LG 20

LG 4

LG 3

B 52

B 23

B 25

B 32

Dü 3

LUMBOISCHIALGIE (MEDIAL)

Nahpunkte:

B 23	1,5 Cun lateral vom Unterrand des Dornfortsatzes des 2. Lumbalwirbels
B 25	1,5 Cun lateral vom Unterrand des Dornfortsatzes des 4. Lumbalwirbels
B 37 (51)	auf der Verbindungslinie vom Mittelpunkt der Gesäßquerfalte zum Mittelpunkt der Kniekehlenquerfalte gelegen, und zwar 1,5 Cun oberhalb der Mitte dieser Verbindungslinie
B 40 (54)	im Mittelpunkt der Kniekehlenquerfalte
B 58	7 Cun oberhalb von B 60, am lateralen Rand des M. gastrocnemius
B 60	in der Mitte der Verbindungslinie zwischen Malleolus lateralis und Achillessehne

Fernpunkte:

Dü 3	bei geschlossener Faust am ulnaren Ende der Handflächenquerfalte, proximal des Köpfchens des Os metacarpale V

Ergänzende Punkte:
druckschmerzhafte Punkte

LUMBOISCHIALGIE (MEDIAL)

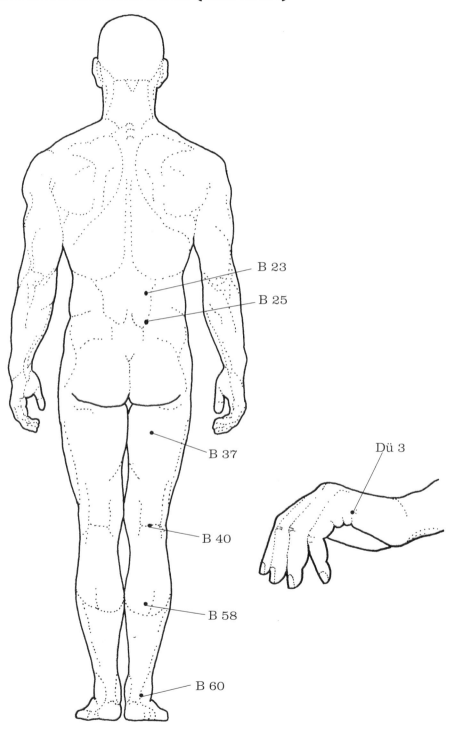

B 23

B 25

B 37

Dü 3

B 40

B 58

B 60

LUMBOISCHIALGIE (LATERAL)

Nahpunkte:

G 30	auf der Verbindungslinie vom Trochanter major zum unteren Rand des Os sacrum, an der Grenze zwischen äußerem und mittlerem Drittel dieser Strecke
B 23	1,5 Cun lateral vom Unterrand des Dornfortsatzes des 2. Lumbalwirbels
B 25	1,5 Cun lateral vom Unterrand des Dornfortsatzes des 4. Lumbalwirbels
G 34	bei gebeugtem Knie in einer Mulde ventral und distal des Fibulaköpfchens
G 39	3 Cun proximal des Malleolus lateralis am Hinterrand der Fibula

Fernpunkte:

3 E 3	halbe Faust bilden; auf dem Handrücken zwischen 4. und 5. Os metacarpale etwa 1,5 Cun proximal der Interdigitalfalte
	oder
Di 4	zwischen Os metacarpale I und II, eher bei II; entspricht der höchsten Stelle des M. adductor pollicis, wenn der Daumen am Zeigefinger anliegt

Ergänzende Punkte:
druckschmerzhafte Punkte

LUMBOISCHIALGIE (LATERAL)

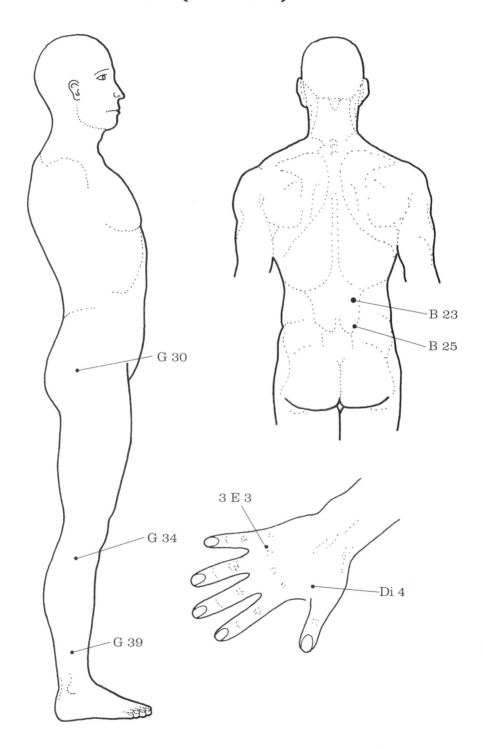

G 30

B 23

B 25

3 E 3

G 34

Di 4

G 39

COXALGIE

Nahpunkte:

G 30	auf der Verbindungslinie vom Trochanter major zum unteren Rand des Os sacrum, an der Grenze zwischen äußerem und mittlerem Drittel dieser Strecke
B 36 (50)	im Mittelpunkt der Gesäßquerfalte
B 32	im 2. Foramen sacrale
G 31	am lateralen Oberschenkel, zwischen den Mm. vastus lateralis und biceps femoris, 7 Cun proximal des Kniegelenkspaltes
B 40 (54)	im Mittelpunkt der Kniekehlenquerfalte

Fernpunkte:

G 34	bei gebeugtem Knie in einer Mulde ventral und distal des Fibulaköpfchens
B 60	in der Mitte der Verbindungslinie zwischen Malleolus lateralis und Achillessehne

COXALGIE

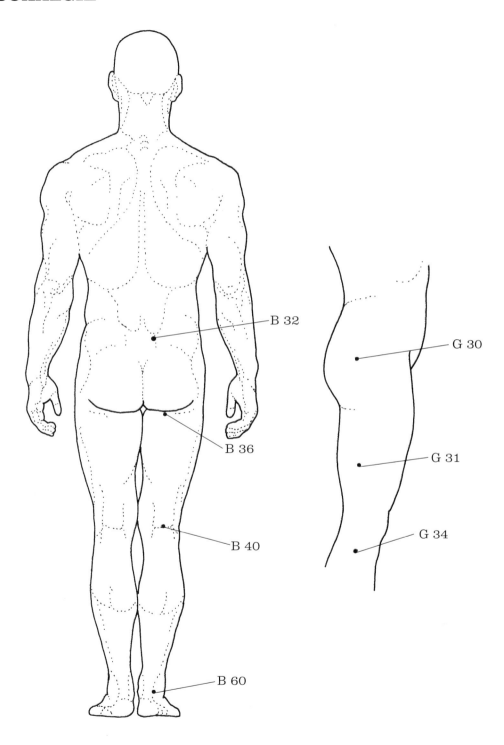

B 32

G 30

B 36

G 31

G 34

B 40

B 60

KNIESCHMERZ (MEDIAL)

Nahpunkte:

MP 10
der höchste Punkt auf dem M. vastus medialis, 2 Cun proximal der Patellaoberkante

PaM 145
bei 90 ° gebeugtem Knie in einer Vertiefung medial des Patellaunterrandes (inneres Knieauge)

G 34
bei gebeugtem Knie in einer Mulde ventral und distal des Fibulaköpfchens

MP 9
in der Höhe der Tuberositas tibiae in einer Vertiefung am Unterrand des medialen Kondylus

Le 8
am medialen Ende der Kniegelenksbeugefalte, am Vorderrand der Sehen der Mm. semimembranosus und semitendinosus

Fernpunkt:

Lu 7
an der radialen Seite des Unterarmes auf der Radialiskante, 1,5 Cun proximal der Handgelenksbeugefalte

Ergänzende Punkte:
druckschmerzhafte Punkte

KNIESCHMERZ (MEDIAL)

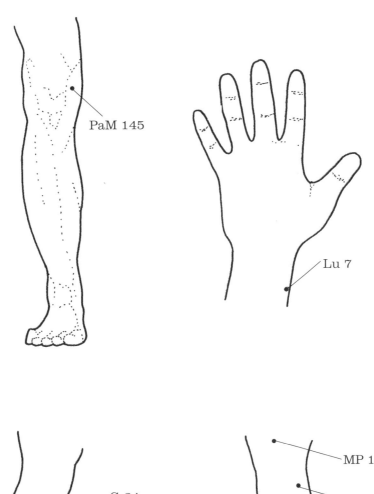

PaM 145

Lu 7

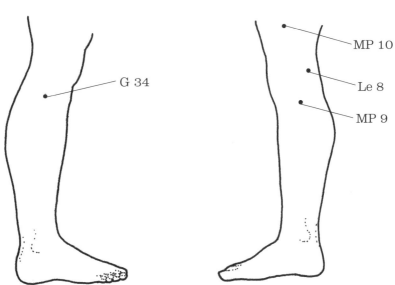

G 34

MP 10

Le 8

MP 9

KNIESCHMERZ (LATERAL)

Nahpunkte:

M 35   bei leicht gebeugtem Knie in der Vertiefung lateral des Patellaunterrandes (inneres Knieauge)

M 36   1 Querfinger lateral des Unterrandes der Tuberositas tibiae, 3 Cun distal des Kniegelenkspaltes

G 34   bei gebeugtem Knie in einer Mulde ventral und distal des Fibulaköpfchens

PaM 145   bei 90 ° gebeugtem Knie in einer Vertiefung medial des Patellaunterrandes

M 34   2 Cun cranial des lateralen Patellaoberrandes

MP 10   auf dem höchsten Punkt des M vastus medialis, 2 Cun proximal der Patellaoberkante bei gebeugtem Knie

Fernpunkt:

Di 4   zwischen Os metacarpale I und II, eher bei II; entspricht der höchsten Stelle des M. adductor pollicis, wenn der Daumen am Zeigefinger anliegt

Ergänzende Punkte:

druckschmerzhafte Punkte

KNIESCHMERZ (LATERAL)

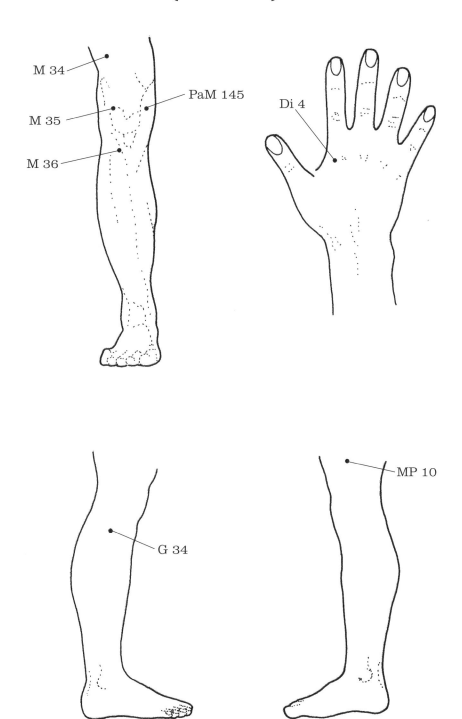

M 34

PaM 145

M 35

M 36

Di 4

G 34

MP 10

SPRUNGGELENKSSCHMERZ (INNEN)

Nahpunkte:

N 3 (5)　　　　　in der Mitte der Verbindungslinie zwischen Achillessehne und der höchsten Stelle des Malleolus medialis

N 6 (3)　　　　　1 Cun distal des Vorderrandes des Malleolus medialis

MP 6　　　　　　3 Cun oberhalb des Malleolus medialis am Hinterrand der Tibia

Fernpunkt:

H 7　　　　　　　auf der Handgelenksbeugefalte radial der Sehne des M. flexor carpi ulnaris

Ergänzende Punkte:

druckschmerzhafte Punkte

bei Schwellung:

MP 9　　　　　　in der Höhe der Tuberositas tibiae in einer Vertiefung am Unterrand des medialen Kondylus

SPRUNGGELENKSSCHMERZ (INNEN)

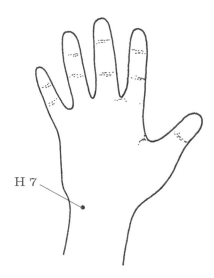

H 7

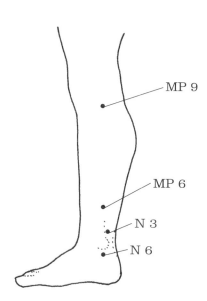

MP 9

MP 6

N 3

N 6

SPRUNGGELENKSSCHMERZ (AUSSEN)

Nahpunkte:

G 40   ventral und distal vom Malleolus lateralis in einer Vertiefung

B 60   in der Mitte der Verbindungslinie zwischen Malleolus lateralis und Achillessehne

B 62   0,5 Cun distal vom Unterrand des Malleolus lateralis in einer Mulde

Fernpunkt:

Dü 3   bei geschlossener Faust am ulnaren Ende der Handflächen-querfalte, proximal des Köpfchens des Os metacarpale V

Ergänzende Punkte:

druckschmerzhafte Punkte

bei Schwellung:

MP 9   in der Höhe der Tuberositas tibiae in einer Vertiefung am Unterrand des medialen Kondylus

SPRUNGGELENKSSCHMERZ (AUSSEN)

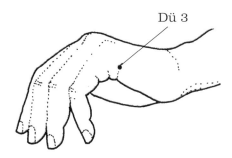

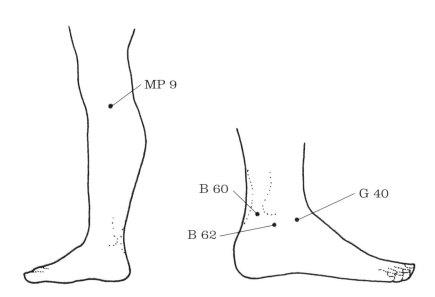

THORAXSCHMERZEN

Nahpunkte:

B 11 – 21   jeweils entsprechend den betroffenen Segmenten
                   1, 5 Cun lateral am Unterrand des betreffenden Dornfortsatzes
                   druckschmerzhafte Punkte im betroffenen Areal

Fernpunkte:

KS 6   2 Cun proximal der Handgelenksbeugefalte zwischen den
                   Sehnen der Mm. palmaris longus und flexor carpi radialis
3 E 5   2 Cun proximal vom Mittelpunkt der dorsalen Handgelenks-
                   querfalte zwischen Ulna und Radius
G 40   vor und unter dem Malleolus lateralis in einer Vertiefung

THORAXSCHMERZEN

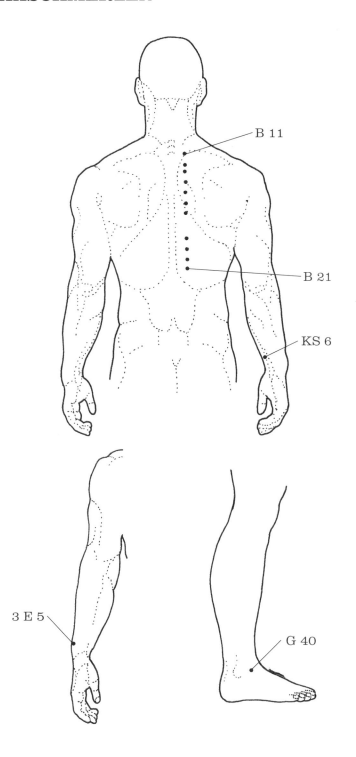

B 11

B 21

KS 6

3 E 5

G 40

OBERBAUCHSCHMERZEN

M 25	2 Cun lateral des Nabels
M 36	1 Querfinger lateral und distal des Unterrandes der Tuberositas tibiae, 3 Cun distal des Kniegelenkspaltes
KS 6	2 Cun proximal der Handgelenksbeugefalte zwischen den Sehnen der Mm. palmaris longus und flexor carpi radialis
KG 12	in der Medianlinie, auf der Mitte zwischen Unterrand des Sternums und Nabel

Ergänzende Punkte:

KG 10	in der Medianlinie, 2 Cun über dem Nabel
KG 13	in der Medianlinie, 5 Cun cranial vom Nabel bzw. 2 Cun caudal von der Xyphoidspitze
Le 13	am freien Ende der 11. Rippe

Bei häufigem Erbrechen ist KS 6 besonders wirksam

OBERBAUCHSCHMERZEN

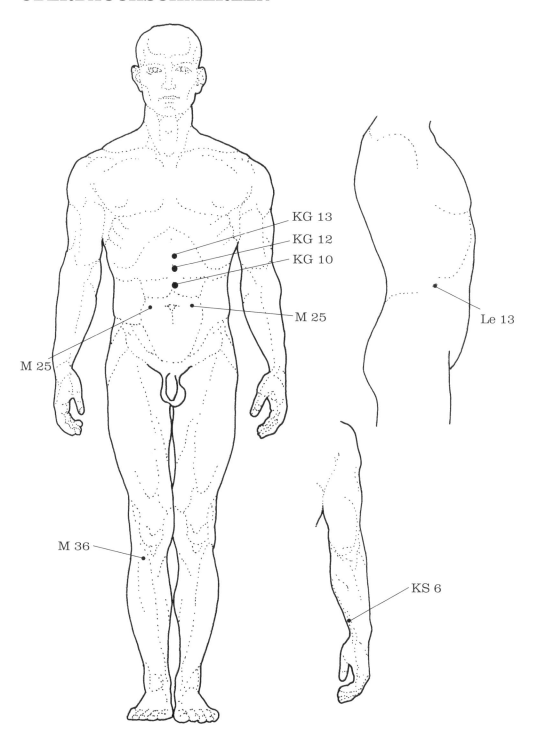

KG 13

KG 12

KG 10

M 25

M 25

Le 13

M 36

KS 6

DIFFUSE ABDOMINELLE SCHMERZEN

M 25	2 Cun lateral des Nabels
Di 4	zwischen Os metacarpale I und II, näher bei II; entspricht der höchsten Stelle des M. adductor pollicis, wenn der Daumen am Zeigefinger anliegt
M 36	1 Querfinger lateral des Unterrandes der Tuberositas tibiae, 3 Cun distal des Kniegelenkspaltes

Ergänzende Punkte:

Bei Oberbauchschmerzen:

KG 12	auf der Medianlinie in der Mitte zwischen Unterrand des Sternums und Nabel

Bei Unterbauchschmerzen:

KG 3	auf der Medianlinie, 1 Cun oberhalb der Symphyse
KG 4	auf der Medianlinie, 3 Cun unterhalb des Nabels

Zur psychischen Stabilisierung:

LG 20 (19)	auf der Medianlinie des Kopfes in der Verlängerung vom tiefsten zum höchsten Punkt der Ohrmuschel

DIFFUSE ABDOMINELLE BESCHWERDEN

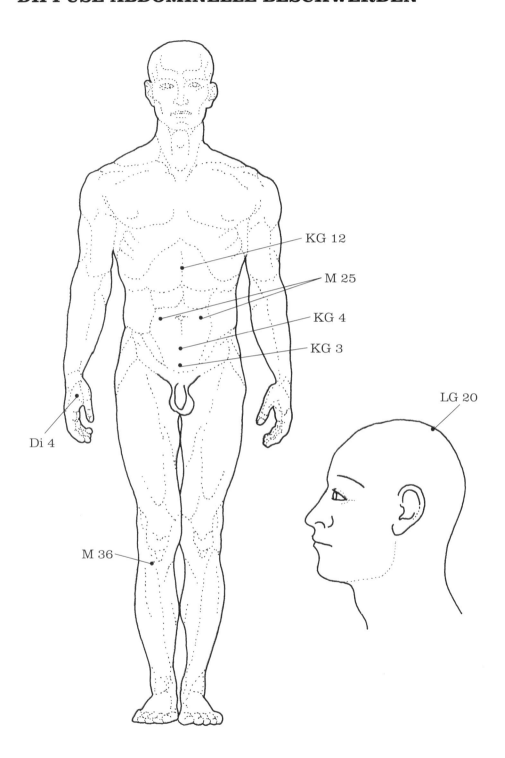

KG 12

M 25

KG 4

KG 3

Di 4

LG 20

M 36

DYSMENORRHOE

Nahpunkte:

KG 3   auf der Medianlinie, 1 Cun oberhalb der Symphyse

KG 4   auf der Medianlinie, 3 Cun unterhalb des Nabels

Fernpunkte:

MP 6   am Hinterrand der Tibia, 3 Cun proximal des
        Malleolus medialis

MP 10   auf dem höchsten Punkt des M. vastus medialis,
        2 Cun proximal der Oberkante der Patella bei gebeugtem Knie

M 36   1 Querfinger lateral des Unterrandes der Tuberositas tibiae,
        3 Cun distal des Kniegelenkspaltes

DYSMENORRHOE

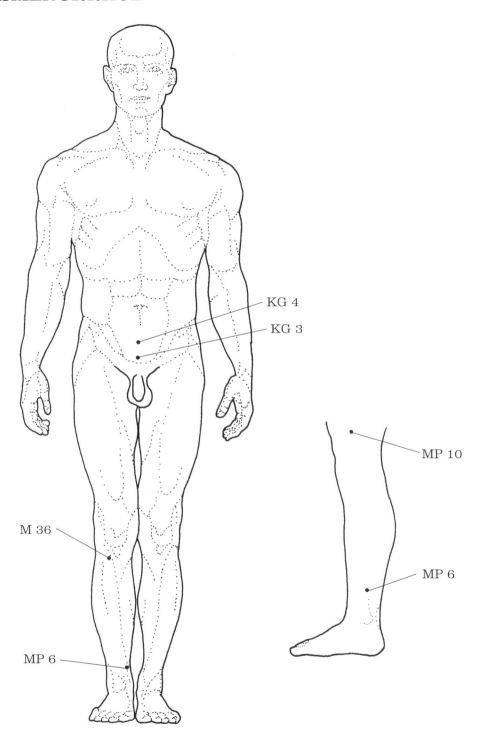

KG 4

KG 3

MP 10

MP 6

M 36

MP 6

TUMORSCHMERZEN

Der Tumorschmerz, jedoch nicht das Tumorleiden selbst, kann durch Akupunktur beeinflußt werden. Allerdings setzt dies eine regelmäßige Behandlung in kurzen Abständen (z.B. täglich) voraus. Für ambulante Krebspatienten ist ein solch häufiges Erscheinen beim behandelnden Arzt meist nicht zumutbar. Und auch bei stationären Patienten scheitert dieses Verfahren meist am dafür nötigen Zeitaufwand.

So stellt die Akupunktur nach unserer Erfahrung keine echte Alternative zur modernen medikamentösen Tumorschmerztherapie dar. Die Akupunktur kann allenfalls in Einzelfällen als ergänzende Maßnahme eingesetzt werden, wenn ausgeprägte Nebenwirkungen oder der Wunsch des Patienten eine medikamentöse Therapie limitieren.

Als Akupunkturpunkte kommen generell in Frage: Nahpunkte, die im Schmerzgebiet liegen oder dieses umrahmen, sowie zusätzlich allgemeine Schmerzpunkte wie Di 4 und M 44. Bei Übelkeit empfiehlt es sich, außerdem die Punkte KS 6 und M 36 zu stechen.

LITERATURVERZEICHNIS

Arnold, H.J.
    Die Geschichte der Akupunktur in Deutschland.
    Haug, Heidelberg 1976

Bachmann, G. (1959)
    Die Akupunktur – eine Ordnungstherapie
    Haug, Heidelberg

Auerswald, W.; König, G. u. K.
    Ist Akupunktur Naturwissenschaft?
    Teil A und Teil B
    Meudrich, Wien, München, Bern 1982

Baptiste, R. (1962)
    L' Acupuncture et son histoire.
    Advantages et inconvénients d'une thérapeutique millénaire
    Paris

Bischko, J. (1978)
    Akupunktur für mäßig Fortgeschrittene.
    Haug, Heidelberg 1981, 3. Aufl.

Bischko, J.
    Einführung in die Akupunktur
    Haug, Heidelberg 1970, 1983, 13. Aufl.

Bischko, J. (1978)
    Akupunktur für Fortgeschrittene.
    Haug, Heidelberg 1981, 7. Aufl.

Bondt, J. de
    Historiae naturalis et medicae Indiae orientalis.
    In: Piso, W.: De Indiae utriusque re naturali et medica
    Amsterdam 165 8

Churchill, J.M.
    A treatise on acupuncturation; being a description of a surgical operation
    originally peculiar to the Japonese and Chinese
    London 1821

Churchill, J.M.
    Über Akupunktur
    Not. a. d. Geb. d. Nat.- u. Heilkunde 5, 43–49
    1823

Fischer, M.V. 1982
    Akupunkturtherapie in der Anaesthesieambulanz
    des Universitätsklinikums Heidelberg
    Der Anaesthesist 31, 25. Aufl.

Fuye, R. de la; Schmidt, H. (1953)
    Die moderne Akupunktur
    Hippokrates-Verlag, Stuttgart

Fuye, R. de la
  L' acupuncture chinoise sans mystère.
  Traité d'acupuncture, synthèse de l'acupuncture et de l' homeopathie.
  Le Francors, Paris 1947

Gutscher, G.K.; Götz, E.
  Stellenwert der Akupunktur in der Schmerztherapie
  Anästh. u. Intensivmed. 4, 107 – 108 (1989)

Herget, H.F. (1976)
  Akupunktur zur Schmerztherapie.
  Deutsches Ärzteblatt 73: 2373 – 2377

König, G.; Wancura, I. (1979)
  Praxis und Theorie der neuen chinesischen Akupunktur, Bd. I.
  Maudrich, Wien–München–Bern

König, G.; Wancura, I. (1983)
  Praxis und Theorie der neuen chinesischen Akupunktur, Bd. II.
  Maudrich, Wien–München–Bern

König, G.; Wancura, I. (1987)
  Praxis und Theorie der neuen chinesischen Akupunktur, Bd. III.
  Maudrich, Wien–München–Bern

König, G.; Wancura, I. (1981)
  Neue chinesische Akupunktur
  Maudrich, Wien–München–Bern 1981, 3. Aufl.

Kubiena, G.
  Akupunktur und peripherer Schmerz
  Deutsche Zeitschrift für Akupunktur, 5. Aufl.
  (1985)

Lacassagne, J.
  Le Docteur Louis Berlioz
  Introducteur de L' Acupuncture en France
  Presse méd. 62, 1359 – 1360 (1954)

Melzack, R. 1984
  Acupuncture and related forms of folk medicine in Textbook of Pain
  Ed. P. D. Wall R. Melzack Churchill Livingstone

Michaelis, H. S. von
  Über die Akupunktur
  Journal d. Chir. u. Augenheilkunde 5,
  721 – 722 (1824)

Molsberger, A.
  Was leistet die Akupunktur?
  Hippokrates Ratgeber (1988)

Nogier, P. F. M.
  traité d'auriulothérapie
  Maisonneuve (1969)

Nogier, P. F. M.
　　Praktische Einführung in die Auriculotherapie
　　Maisonneuve (1978)

Pomeranz B. (1978)
　　Do endorphins mediate acupuncture analgesia?
　　Adv. Biochem. Psychopharma Col 18, 351 – 359

Rhyne, W. Ten
　　Dissertatio de Arthritide
　　Mantissa Schematica de Acupunctura et Orationes Tres
　　London 1683

Schmidt, H. (1978)
　　Akupunkturtherapie nach der chinesischen Typenlehre
　　Hippokrates, Stuttgart 1981, 2. Aufl.

Schnorrenberger, C. C. (1979)
　　Lehrbuch der chinesischen Medizin für westliche Ärzte
　　Hippokrates, Stuttgart

Sobotta Becher
　　Atlas der Anatomie des Menschen, Band 1
　　Urban und Schwarzenberg, München 1972, 17. Aufl.

Stiefvater, E. W. (1973)
　　Praxis der Akupunktur
　　Fischer, Heidelberg

Stux, G. (1986)
　　Grundlagen der Akupunktur
　　Springer, Berlin–Heidelberg–New York 1988, 2. Aufl.

Stux, G.; Stiller, N.; Pothmann, R.; Jayasuriya, A.
　　Akupunktur – Lehrbuch und Atlas
　　Springer Verlag, Berlin–Heidelberg–New York–Tokio, 2. Aufl.

Talbot, J. D.; Duncan, S. H.; Bushnell, M. C. (1989)
　　Effects of diffuse noxious inhibitory controls (DNIC) on the
　　sensory-discriminative dimension of pain perception
　　Pain 36, 231, 238

Tolksdorf, W.; Klimm, F.; Klimczyk, K.; Penninger, M.
　　Die Akupunktur zur Behandlung chronischer Kopfschmerzen
　　Deutsche Zeitschrift für Akupunktur 5 (1988)

Zimmermann, M.
　　Physiologie von Nozizeption und Schmerz
　　in Schmerz Hrsg. M. Zimmermann u. H. O. Handwerker
　　Springer, Berlin–Heidelberg–Tokio, 1984